JN292576

# ミルナシプランを使いこなす

編　集

樋口　久
市立大曲病院院長

吉田　契造
秋田大学医学部
精神科助手

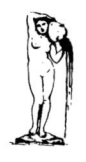

星 和 書 店

*Seiwa Shoten Publishers*

*2-5 Kamitakaido 1-Chome*
*Suginamiku Tokyo 168-0074, Japan*

# はじめに

　現在のわが国は，長引く不況と構造改革に伴うリストラなど，様々な経済的，社会的問題を抱えている。このような状況下において，自殺者が急増し，新聞などの報告によれば，全国で年間3万人に達するという異常な事態となっている。以前より自殺とうつ病の因果関係が指摘されており，自殺者の6～7割はうつ病性疾患に罹患していると言われている。これらのことから，自殺者を減らすためには，うつ病患者の早期発見と適切な薬物治療がなによりも必要である。うつ病患者は，頭痛やめまい，食欲低下，嘔気など様々な身体愁訴を伴うため，精神科ではなく一般診療科を受診することも多い。そのため，精神科医だけでなく，一般診療科の医師もうつ病の診断と適切な薬物治療についての知識が必要である。

　うつ病患者の薬物治療についての関心が高まるなか，SSRIに続いてセロトニン(5-HT)-ノルアドレナリン(NA)再取り込み阻害薬(SNRI)であるmilnacipranが発売された。Milnacipranは，三環系抗うつ薬（TCA）のimipramineとほぼ同等の5-HTならびにNA再取り込み阻害能を有している。その抗うつ効果はTCAとほぼ同等であり，副作用についてはSSRIと同様にTCAに比べてはるかに少ないことが知られている。TCAは強力な抗うつ効果を有するものの，抗コリン作用が強く，口渇，便秘，排尿障害など様々な副作用を有している。また大量服薬時には心毒性がみられるため安全性の点で問題がある。一般診療科の医師が抗うつ薬の処方に及び腰であった背景には，TCAを始めとする抗うつ薬の副作用の問題があったと考えられる。

　MilnacipranはTCAと同等の抗うつ効果を有するものの副作用は少な

く，一般診療科の医師にとっても使いやすい薬剤であると考えられる。Milnacipran は，TCA や SSRI とは異なって肝で代謝されない腎排泄型の薬剤である。そのため，milnacipran は肝の薬物代謝能力の個体差の影響を受けることがなく，同一量を投与した場合の血中濃度の個体差は小さく，投与量の調整が容易である。肝で代謝される TCA の場合には，少量を投与したにもかかわらず，その患者の薬物代謝能力が低かったため，強い副作用が現れることが稀ならずみられる。Milnacipran は，TCA のように投与量の調整に紛わされることなく安心して投与できる薬剤であると言える。

このような milnacipran の有利な特徴を最大限に生かしてもらうために，実際に処方する際の注意点などを盛り込んだ本書が出版されることとなった。昨年より「臨床精神薬理」誌上において連載してきた「Milnacipran を使いこなす」シリーズの記事に加筆，修整を行い，コンパクトなハンドブックにまとめることができた。症例の記述に関しては，患者のプライバシーに十分な配慮をした。

本書は，実際の症例検討を通して，milnacipran の投与量や投与期間，高齢者への投与方法など各項目ごとに解説が行われている。本書が精神科医だけでなく，一般診療科の医師にとっても，milnacipran を処方する際の具体的な指針となれば幸いである。

平成15年2月24日　樋　口　　久

# 目　次

はじめに ……………………………………………………樋口　久……　iii

**第1章　Milnacipran の薬力学的・薬物動態学的特性** ………佐藤和裕，伊藤研一
　はじめに ……………………………………………………………………… 1
　Ⅰ．Milnacipran の薬力学的特性 …………………………………………… 3
　　1．モノアミン再取り込み阻害に対する作用 …………………………… 3
　　2．脳内各種神経伝達物質受容体に対する作用 ………………………… 4
　　3．反復投与における5-HT 受容体，NA 受容体に対する作用 ………… 6
　　　3-1　5-HT$_{1A}$ 受容体に対する作用 …………………………………… 6
　　　3-2　$\alpha_2$ ヘテロ受容体に対する作用 …………………………………… 7
　　　3-3　$\beta$ 受容体に対する作用 …………………………………………… 7
　　　3-4　5-HT$_{2A}$ 受容体に対する作用 …………………………………… 8
　　4．行動薬理学的作用 ……………………………………………………… 8
　　　4-1　抗うつ効果にかかわる作用 ……………………………………… 8
　　　4-2　脳波への作用 ……………………………………………………… 8
　　　4-3　循環器系への作用 ………………………………………………… 8
　Ⅱ．Milnacipran の薬物動態学的特性 ……………………………………… 9
　　1．吸　収 …………………………………………………………………… 9
　　2．分　布 …………………………………………………………………… 9
　　3．体内動態 ………………………………………………………………… 10
　　4．代　謝 …………………………………………………………………… 11
　　5．排　泄 …………………………………………………………………… 12
　　6．薬物相互作用 …………………………………………………………… 12
　　　6-1　Carbamazepine ……………………………………………………… 13
　　　6-2　Lithium carbonate …………………………………………………… 14
　　　6-3　Lorazepam …………………………………………………………… 14
　　　6-4　Levomepromazine …………………………………………………… 14
　　7．留意すべき患者群 ……………………………………………………… 14
　　　7-1　肝障害 ……………………………………………………………… 15
　　　7-2　腎障害 ……………………………………………………………… 15
　　　7-3　高齢者 ……………………………………………………………… 16
　おわりに ……………………………………………………………………… 16

## 第2章　Milnacipran の薬物動態特性と適切な投与量，投与期間について
　……………………………………………………………………………樋口　久
- Ⅰ．臨床の現場からの milnacipran への期待 …………………………… 21
- Ⅱ．Milnacipran の薬物動態特性 ………………………………………… 22
- Ⅲ．Milnacipran の適切な投与量と投与期間 …………………………… 24
  - 1．適切な投与量について ……………………………………………… 24
  - 2．適切な投与期間について …………………………………………… 25
- Ⅳ．症例検討 ………………………………………………………………… 27
  - 1．Milnacipran 100mg/day の投与量によって寛解に到った
    メランコリーを伴う大うつ病症例 ……………………………… 27
  - 2．Milnacipran 75mg/day までで増量を中止した大うつ病症例 …… 29
  - 3．Milnacipran 150mg/day を投与し，寛解に到った難治性の
    大うつ病症例 ……………………………………………………… 31
- おわりに ……………………………………………………………………… 32

## 第3章　Milnacipran の副作用とその対処方法 ………………………吉田契造
- Ⅰ．Milnacipran の副作用の特徴 ………………………………………… 35
- Ⅱ．Milnacipran の副作用への対処方法 ………………………………… 37
  - 1．Milnacipran の投与により排尿障害を呈したうつ病の1症例 …… 37
  - 2．Milnacipran の投与により発疹・そう痒感の発現した
    うつ病の1症例 …………………………………………………… 38
  - 3．Milnacipran 150mg/day の投与により血圧上昇を呈した
    うつ病の1症例 …………………………………………………… 39
  - 4．Milnacipran の投与により発汗を呈したうつ病の1症例 ………… 41
  - 5．Milnacipran の投与により頭痛が生じたうつ病の1症例，
    頭痛が増悪したうつ病の1症例 ………………………………… 42
  - 6．Milnacipran の投与により末梢循環障害が発現したうつ病の1症例 … 44
- おわりに ……………………………………………………………………… 45

## 第4章　他の抗うつ薬から milnacipran へ切り替える際の注意点 ………樋口　久
- Ⅰ．SSRI から milnacipran へ切り替える際の注意点 ………………… 47
  - 1．SSRI の急速な普及について ……………………………………… 47
  - 2．SSRI 退薬症候群について ………………………………………… 48
  - 3．SSRI から milnacipran へどのように切り替えるか …………… 50
- Ⅱ．症例検討 ………………………………………………………………… 51
  - 1．Fluvoxamine から milnacipran へ切り替えを行った3症例 …… 51
  - 2．Paroxetine から milnacipran へ切り替えを行った2症例 ……… 54
- Ⅲ．TCA から milnacipran へ切り替える際の注意点 ………………… 57
  - 1．TCA から milnacipran へ切り替えるのはどのような症例か …… 57

2．TCA から milnacipran へ切り替える際の注意点 ･････････････････ 59
　おわりに ････････････････････････････････････････････････････････ 60

## 第5章　Milnacipran の高齢者に対する投与方法 ･････････････････吉田契造
　Ⅰ．老年期うつ病薬物治療における諸問題 ･････････････････････････ 63
　Ⅱ．高齢者における milnacipran の pharmacokinetics ･････････････ 64
　Ⅲ．高齢者における milnacipran の pharmacodynamics ･･･････････ 65
　Ⅳ．高齢者における milnacipran の抗うつ効果と副作用の特徴 ････ 66
　Ⅴ．症例検討 ････････････････････････････････････････････････････ 67
　　1．Milnacipran の低用量投与（30mg/day）により十分な抗うつ効果が
　　　みられた大うつ病の1症例 ････････････････････････････････････ 67
　　2．Milnacipran の中等量投与（50mg/day）が有効であった
　　　大うつ病の1症例 ････････････････････････････････････････････ 69
　　3．Milnacipran の標準的投与量（75mg/day）を用いることにより
　　　寛解に到ったうつ病の1症例 ･･････････････････････････････････ 70
　　4．Milnacipran の高用量投与（100mg/day）により寛解に到った
　　　大うつ病の1症例 ････････････････････････････････････････････ 71
　おわりに ････････････････････････････････････････････････････････ 73

## 第6章　Milnacipran の再燃，再発予防効果について ･･････････高橋一志
　Ⅰ．うつ病の再燃，再発予防の重要性について ･････････････････････ 75
　Ⅱ．Milnacipran の再燃，再発予防効果（寛解率と長期投与試験成績を
　　中心にして）････････････････････････････････････････････････ 77
　　1．Milnacipran と placebo との比較 ･･･････････････････････････ 77
　　2．Milnacipran と TCA および SSRI との比較 ････････････････ 79
　Ⅲ．症例検討 ････････････････････････････････････････････････････ 80
　　1．Milnacipran により長期にわたり再発が防止されている
　　　大うつ病の2症例 ････････････････････････････････････････････ 80
　　2．Milnacipran が著効を示した再発をくり返す難治性うつ病の1症例 ･･･ 83
　　3．Milnacipran の増量により再発が防止された大うつ病の1症例 ･･･････ 85
　おわりに ････････････････････････････････････････････････････････ 86

## 第7章　Milnacipran のうつ病以外の疾患に対する臨床効果について
　　　････････････････････････････････････････････････････････鎌田光宏
　Ⅰ．抗うつ薬のうつ病以外の疾患に対する臨床効果 ･････････････････ 89
　　1．パニック障害（Panic Disorder）･･････････････････････････････ 90
　　2．慢性疼痛（Chronic Pain）･･･････････････････････････････････ 91
　　3．強迫性障害（Obsessive–Compulsive Disorder，OCD）･･････････ 92
　　4．統合失調症 ････････････････････････････････････････････････ 93

Ⅱ．症例提示 ……………………………………………………………… 93
　おわりに ………………………………………………………………… 99

## 第8章　Augmentation therapy ……………………………………内藤信吾
　Ⅰ．Augmentation therapy（増強療法，付加療法）………………… 101
　Ⅱ．従来の代表的な augmentation therapy ………………………… 102
　　1．Lithium carbonate …………………………………………… 102
　　2．甲状腺ホルモン ……………………………………………… 103
　　3．Buspirone ……………………………………………………… 105
　　4．Pindolol ………………………………………………………… 106
　　5．ドーパミン作動薬 …………………………………………… 106
　Ⅲ．Milnacipran の augmentation therapy（症例検討）…………… 107
　　1．Lithium による milnacipran の augmentation therapy で
　　　寛解が得られた大うつ病の1例 …………………………… 108
　　2．Milnacipran に治療抵抗性を示したうつ病に対し，
　　　ドーパミン作動薬である cabergoline を付加投与し寛解
　　　に到った大うつ病の1症例 ………………………………… 109
　　3．三環系抗うつ薬，無けいれん電気ショック療法に治療抵抗性を
　　　示した反復する難治性うつ病に，milnacipran と cabergoline
　　　を併用し寛解に到った1症例 ……………………………… 111
　おわりに ………………………………………………………………… 112

## 第9章　身体疾患を合併したうつ病患者に対する milnacipran の効果
　　　　　　　　　　　　　　　　　　　　　　　　　　　　　……高橋一志
　Ⅰ．身体疾患患者に合併するうつ病──その診断の問題点と治療の重要性 … 115
　Ⅱ．身体疾患を合併するうつ病治療における抗うつ薬の選択 …… 117
　　1．合併する身体疾患が抗うつ薬の作用にあたえる影響 …… 117
　　2．抗うつ薬が身体疾患にあたえる影響 ……………………… 117
　　3．他剤との薬物相互作用 ……………………………………… 118
　Ⅲ．症例検討 …………………………………………………………… 120
　　1．心筋梗塞後のうつ病に milnacipran が著効した症例 …… 120
　　2．脳梗塞後のうつ病に milnacipran が著効した症例 ……… 122
　　3．インターフェロン投与中に生じたうつ病に milnacipran が
　　　有効であった腎がんの症例 ………………………………… 124
　　4．パーキンソン病に伴ううつ病に milnacipran が有効であった症例 … 126
　おわりに ………………………………………………………………… 127

## 第10章　Milnacipran（SNRI）と SSRI をどのように使い分けるか ……樋口　久
　Ⅰ．うつ病の薬物治療は SSRI 中心でよいのであろうか ………… 131

1．Fluvoxamine が発売された当初の臨床経験から ………………… 131
     2．SSRI の治療反応性を予測することはできないか ……………… 133
     3．メランコリーを伴う大うつ病（内因性うつ病）に対して SSRI, SNRI は
        TCA と同等の効果を有するか ………………………………………… 135
  II．症例検討 …………………………………………………………………… 138
     1．SSRI よりも milnacipran が有効であった症例 ………………… 138
     2．Milnacipran よりも SSRI が有効であった症例 ………………… 140
  III．うつ病の薬物治療成績を向上させるために …………………………… 142
     1．Dual action の抗うつ薬が望ましいのであろうか ……………… 142
     2．部分寛解状態の患者に完全寛解をもたらすためには ………… 143
     3．Milnacipran と SSRI の使い分け方法についての提案 ………… 145
おわりに ………………………………………………………………………… 147

索　　引 ………………………………………………………………………… 151
著者略歴 ………………………………………………………………………… 156

# 第1章

## Milnacipran の薬力学的・薬物動態学的特性

佐藤和裕　伊藤研一

### はじめに

　抗うつ薬の作用機序に関連する多くの研究をもとに，うつ病の病態に関する様々な仮説が提唱されてきた。その1つに，「うつ病の成因はセロトニン（serotonin, 5-hydroxytryptamine：5-HT）やノルアドレナリン（noradrenaline：NA）といったモノアミンの不足である」という，いわゆる古典的モノアミン仮説がある。Reserpine の投与により 5-HT や NA を枯渇させると，うつ状態が誘発されることや，寛解状態にあるうつ病患者において，食事制限により 5-HT を枯渇させることや NA 合成阻害薬である α-methylparatyrosine を投与して NA を枯渇させることにより，高率にうつ病の再燃がみられたという報告[8]は，古典的モノアミン仮説を支持する知見である。その後の研究から，古典的モノアミン仮説のみでうつ病の病態を説明するには多くの矛盾があることは明らかである。しかし，抗うつ薬の新規開発は，古典的モノアミン仮説のコンセプトに基づいて行われているのが現状である。

　うつ病治療においては，モノアミン酸化酵素阻害薬（monoamine oxidase inhibitor：MAOI）に続いて，三環系抗うつ薬（tricyclic antidepressant：TCA）が登場し，その臨床的有効性が認められた。TCA は，muscarine 性 acetylcholine（mAch）受容体，$\alpha_1$-adrenaline 性（$\alpha_1$）受容体，

histamine $H_1$ ($H_1$) 受容体に対する阻害作用をもち，これらの作用により発現する副作用は，TCA によるうつ病治療を困難にする場合がある。それゆえ，新しい抗うつ薬の開発は，抗うつ効果のみならず，副作用の軽減も考慮して進められてきた。このような背景から，選択的セロトニン再取り込み阻害薬（selective serotonin reuptake inhibitor：SSRI）が登場した。SSRI は，選択的な 5-HT 再取り込み阻害作用を有し，脳内各種神経伝達物質受容体に対する親和性をほとんど持たないため，TCA に比較して副作用が少ない。しかし，入院症例や重症例に対して，従来の抗うつ薬ほどの有効性をもたない可能性が示され，また，消化器症状や性機能障害といった SSRI 特有の副作用が臨床上の問題点となっている。セロトニン・ノルアドレナリン再取り込み阻害薬（serotonin noradrenaline reuptake inhibitor：SNRI）は，確実な抗うつ効果と安全性を兼ね備えた抗うつ薬として開発された。SNRI の 1 つである milnacipran は，5-HT と NA の両者に対して，概ね同等の再取り込み阻害作用を有し，SSRI と同様に脳内各種神経伝達物質受容体に対する親和性をほとんど持たない薬物である。ま

一般名：塩酸ミルナシプラン（milnacipran hydrochloride）
化学名：（±）-cis-2-aminomethyl-N, N-diethyl-1-phenylcyclopropanecarboxamide monohydrochloride
構造式：

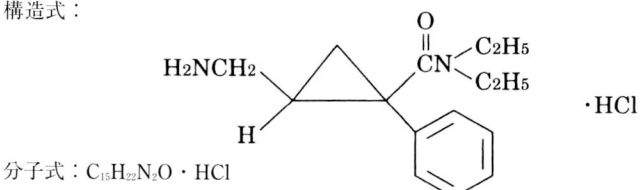

分子式：$C_{15}H_{22}N_2O \cdot HCl$
分子量：282.81
融　点：約171℃（分解）
性　状：本品は白色の結晶性粉末で，においはないか，又はわずかに芳香があり，味は苦い。本品は水に極めて溶けやすく，エタノール又はクロロホルムに溶けやすく，アセトニトリルにやや溶けにくく，エーテルにほとんど溶けない。本品の水溶液（1→100）は旋光性がない。

図1　Milnacipran の理化学的所見（トレドミン錠添付文書から引用）

た，milnacipran は cytochrome P450（CYP）による代謝をほとんど受けず，CYP の酵素活性を阻害しない。このため，薬物相互作用に基づく副作用を引き起こす可能性が少ない。

　Milnacipran は，フランスの Pierre　Fabre 社で開発された cyclopropane 誘導体である（図1）。わが国では，2000年10月に「トレドミン」の商品名で発売が開始され，現在国内で使用できる唯一の SNRI である。本章では，milnacipran の薬力学的・薬物動態学的特性について論じてゆく。

## Ⅰ．Milnacipran の薬力学的特性

### 1．モノアミン再取り込み阻害に対する作用

　TCA のうち imipramine，amitriptyline，clomipramine などの三級アミンは，5-HT の再取り込み阻害作用が強い。一方，これらの薬物の活性代謝物である desipramine，nortriptyline，desmethylclomipramine などの二級アミンは，NA の再取り込み阻害作用が強い。ゆえに，多くの TCA を投与した場合，生体内においては 5-HT と NA の両者の再取り込み阻害作用がもたらされることになる。SSRI は選択的で強力な 5-HT の再取り込み阻害作用を有し，NA の再取り込み阻害作用をほとんどもたない。そのためか，入院治療が必要であるような重症のうつ病患者においては，SSRI は TCA に抗うつ効果の点で劣ると報告されている[1]。

　Milnacipran は，神経終末で，5-HT トランスポーターと NA トランスポーターに選択的に結合し，5-HT と NA の再取り込みを阻害する。脳内モノアミントランスポーターに対する親和性およびモノアミン再取り込み阻害能を，ラットの大脳皮質シナプトゾームを用いて調べた in vitro 研究において，milnacipran は，5-HT トランスポーターおよび NA トランスポーターに対し，結合阻害定数（Ki 値）が各々8.5nM，31nM と高い親和性が認められた。ドパミン（DA）トランスポーターに対しては，$10^4$ nM 以上と親和性をほとんど示さなかった。また，5-HT と NA の両者の

再取り込みを阻害し，50%阻害濃度値（IC$_{50}$）は各々，28.0nM，29.6nMであった．5-HT と NA 取り込み阻害能の比率（S/N 比）は0.95であり，ほぼ同程度の阻害能を有していた．DA に対しては，104nM 以上と再取り込みを阻害しなかった（表1）[18]．また，ラットやモルモットを用いた *in vivo* 脳内微少透析法を用いた研究においては，milnacipran の投与により，5-HT と NA の細胞外濃度が同程度に用量依存性に増加した[18, 21]．これらの結果から，milnacipran は，ほぼ同程度に5-HT と NA の再取り込みを阻害することが示された．臨床的には，大うつ病患者に対して，5-HT 再取り込み阻害作用が強い fluoxetine と NA 再取り込み阻害作用が強い desipramine を併用すると，単剤投与の場合に比較して抗うつ効果がより速く，かつ強力に発現すると報告されている[25]．5-HT と NA 両者の再取り込み阻害作用を有する milnacipran にも，同様の効果が期待される．

## 2．脳内各種神経伝達物質受容体に対する作用

抗うつ薬の α$_1$ 受容体，mAch 受容体，H$_1$ 受容体などに対する阻害作用は，副作用の発現に関与していると考えられている．α$_1$ 受容体阻害作用は起立性低血圧・めまい・眠気などを，mAch 受容体阻害作用は口渇・かすみ目・便秘・尿閉・記憶障害などを，H$_1$ 受容体阻害作用は眠気や体重増加などをもたらす．TCA ではこれらの受容体に対する親和性が高いため，多くの副作用が認められる．SSRI では paroxetine が mAch 受容体に親和性を示す以外は，これらの受容体に対する親和性が低いため，副作用は TCA に比べて少ない．

表1　モノアミン取り込み阻害能（IC$_{50}$値：nM）（Mochizuki ら，2002[18]改変）

|  | [$^3$H]5-HT | [$^3$H]NA | [$^3$H]DA | S/N 比 |
|---|---|---|---|---|
| Milnacipran | 28.0±1.7 | 29.6±1.5 | >10,000 | 0.95 |
| Imipramine | 18.5±1.1 | 23.0±1.2 | >10,000 | 0.80 |
| Maprotiline | 12,700±890 | 19.8±0.74 | 6,920±1,100 | 640 |
| Fluvoxamine | 10.6±1.0 | 1,030±28 | >10,000 | 0.010 |

Milnacipran の 5-HT$_{1A}$, 5-HT$_2$, α$_1$, α$_2$-adrenaline 性（α$_2$）受容体, β-adrenaline 性（β）受容体, D$_1$受容体, D$_2$受容体, mAch, H$_1$などの脳内各種神経伝達物質受容体への結合親和性は, Ki 値で$10^4$nM より大きく, その親和性は低いため, SSRI と同様に副作用の発現頻度は少ないと考えられる（表2）[18]。

Kasper らは, milnacipran（100mg/day）と TCA（150mg/day）を対照とした7つの二重盲検試験のメタ解析を行った。その結果, 有害事象による脱落率は, TCA の14.8%に対し, milnacipran は7.6%であった。TCA よりも多い副作用は, 排尿障害（milnacipran：TCA＝2.1%：0.6%）のみであった[11]。排尿障害出現のメカニズムとしては, NA の利用率を高めることによって間接的な α$_1$受容体刺激作用が生じ, 膀胱頸部の収縮をもたらすためと推定されており, α$_1$受容体阻害薬によって改善すると考えられる。SSRI との比較については, López-Ibor らが, milnacipran（100mg/day）と fluoxetine（40mg/日）, fluvoxamine（200mg/day）を対照とした2つの試験のメタ解析を行った。SSRI でより多く認められた副作用は, 悪心（milnacipran：SSRI＝11.2%：20.1%）であった。Milnacipran でより多く認められた副作用は, 頭痛（milnacipran：SSRI＝8.4%：4.1%）, 口渇（milnacipran：SSRI＝7.9%：3.8%）, 排尿障害（milnacipran：SSRI

表2 脳内各種神経受容体に対する milnacipran, imipramine, maprotiline および fluvoxamine の親和性（Ki 値：nM）（Mochizuki ら, 2002[18]改変）

| 受容体 | Milnacipran | Imipramine | Maprotiline | Fluvoxamine |
| --- | --- | --- | --- | --- |
| 5-HT$_{1A}$ | >10,000 | >10,000 | >10,000 | >10,000 |
| 5-HT$_2$ | >10,000 | 110 | 80 | 4,300 |
| α$_1$ | >10,000 | 85 | 68 | 1,100 |
| α$_2$ | >10,000 | 920 | 3,100 | 2,900 |
| β | >10,000 | 2,000 | 4,700 | >10,000 |
| D$_1$ | >10,000 | 660 | 90 | >10,000 |
| D$_2$ | >10,000 | 330 | 410 | 3,600 |
| mAch | >10,000 | 52 | 350 | >10,000 |
| H$_1$ | >10,000 | 6 | 2.4 | 2,800 |

=2.1%：0.3%）であった[15]。その他の報告でも，milnaciprancの有害事象の出現率は低く，SSRIとほぼ同等であり，安全な薬剤であると考えられる[20,26]。

### 3. 反復投与における5-HT受容体，NA受容体に対する作用

3-1　5-$HT_{1A}$受容体に対する作用

5-HT神経細胞体や樹状突起には，抑制性の5-$HT_{1A}$自己受容体が存在する。5-HTは5-HT神経終末のみならず，細胞体や樹状突起からも放出される。SSRIの投与により5-HTの再取り込みが阻害されると，増加した5-HTが5-$HT_{1A}$自己受容体を刺激し，5-HT神経細胞の発火抑制と神経終末での5-HT放出抑制が生じる。しかし，SSRIの反復投与により5-$HT_{1A}$受容体が脱感作されると，5-HT神経細胞の発火抑制が減弱し，神経終末領域において5-HT放出量の増加がみられるようになる。5-$HT_{1A}$受容体の脱感作および抗うつ薬の臨床効果発現にはそれぞれ一定の期間を要することから，両者の間には深い関連がある可能性がある[37]。

Venlafaxineやfluoxetineと5-$HT_{1A}$受容体拮抗薬であるpindololとの併用により，縫線核5-HT神経細胞での発火抑制が減弱し，細胞外5-HT濃度が早期に増加すると報告されている[7,10]。臨床的にもparoxetineにpindololを併用することにより，抗うつ効果が速やかに発現し，増強されることが報告されている[4]。Milnacipranにおいては，ラットの縫線核5-HT神経細胞の発火頻度を測定した研究がなされている。7および14日間反復投与後において，milnacipranはimipramineやfluvoxamine, fluoxetineと比較して，縫線核5-HT神経細胞の発火頻度抑制率を低下させ，5-$HT_{1A}$受容体の脱感作が速やかに行われることが示された[19]。また，わが国における第Ⅲ相試験においても，milnacipranはimipramineやmianserinと比較して効果発現が早いと報告されている[9,16]。以上の知見から，milnacipranの抗うつ効果は，他の抗うつ薬と比べて速効性である可能性がある。しかし，Montgomeryらのメタ解析によれば，抗うつ効果の発現時期

は milnacipran, TCAs, SSRIs の間で差はなかったと報告されており[20]，今後の研究が待たれる。

3-2　$\alpha_2$ ヘテロ受容体に対する作用

5-HT 神経には，$\alpha_1$ 受容体と $\alpha_2$ ヘテロ受容体の2種類の NA 作動性受容体がある。$\alpha_1$ 受容体は 5-HT 神経細胞体や樹状突起に存在し，NA が $\alpha_1$ 受容体を刺激すると，5-HT 神経細胞の発火が増強され，5-HT の放出が増加する。$\alpha_2$ ヘテロ受容体は 5-HT 神経軸索終末に存在し，NA が $\alpha_2$ ヘテロ受容体を刺激すると，5-HT 神経細胞の発火が抑制され，5-HT の放出が減少する。つまり，NA 神経系は 5-HT 神経系に対して，脳幹では $\alpha_1$ 受容体を介して 5-HT の放出を促進させ，大脳皮質では，$\alpha_2$ ヘテロ受容体を介して 5-HT の放出を阻害するように作用している[37]。ラットの海馬切片を用いた研究では，milnacipran の反復投与後は $\alpha_2$ ヘテロ受容体を脱感作させ，5-HT 神経終末における NA による 5-HT の放出抑制作用を減弱させると報告されている[3]。

3-3　$\beta$ 受容体に対する作用

TCA の反復投与により，シナプス後部における $\beta$ 受容体数の減少や $\beta$ 受容体に共役した adenylatecyclase（AC）活性の低下，5-HT$_{2A}$ 受容体の減少などの現象が認められ，抗うつ薬の作用機序として重要であると考えられるようになった。しかし，これらのシナプス後部における変化は抗うつ薬に共通してみられるものではないことが明らかになってきている。

Mianserin では，$\beta$ 受容体数を減少させずに，$\beta$ 受容体に共役した AC 活性を低下させることが報告された[17]。SSRI では，$\beta$ 受容体数の減少は認められず，$\beta$ 受容体に共役している AC 活性も低下しないという報告が多い。Milnacipran と $\beta$ 受容体数や $\beta$ 受容体に共役している AC 活性との関連についても，いくつかの研究がなされている。その結果から，$\beta$ 受容体数の減少は認められず，$\beta$ 受容体に共役している AC 活性も低下しないとされている[2,22,24]。

3-4 5-HT$_{2A}$受容体に対する作用

5-HT$_{2A}$受容体については，TCAの反復投与により，β受容体と同様に5-HT$_{2A}$受容体数の減少が生じるとされているが，変化しないとされている薬剤も多い。SSRIでは変化がないとする報告が多い。ラットの大脳皮質を用いた *in vitro* 研究では，milnacipranは5-HT$_{2A}$受容体数に影響を与えないという報告がある[2]。

## 4．行動薬理学的作用

4-1 抗うつ効果にかかわる作用

動物モデルにおいて，milnacipranによる強制水泳試験での無動時間短縮，条件恐怖ストレス試験でのすくみ時間短縮が認められた[18]。NA作動性効果として，tetrabenazine，oxotremorine，apomorphineなどで誘発される体温降下に拮抗し，yohimbine誘発毒性増強作用を示す[13,38]。5-HT作動性効果として，5-hydroxy-L-tryptophan誘発head-twitch behavior増強作用，P-chloroamphetamine誘発高体温拮抗作用を示す[13]。Oxotremorineにより誘発される振戦，排便促進，唾液分泌亢進に影響を与えないことから，Ach作動性効果はもたず，levodopa誘発の行動や体温降下に影響を与えないことから，DA作動性効果も持っていないと考えられる[38]。

4-2 脳波への作用

Milnacipranがラットの脳波へ与える影響をみた研究において，REM睡眠潜時を減少させるが，REM睡眠や徐波睡眠の持続時間には影響を与えないとされている[6]。Imipramineおよびmaprotilineと比較しても脳波への影響は少なく，自発脳波や脳波覚醒反応に影響を与えないと報告されている[12]。一方，venlafaxineではラットにおいて徐波睡眠の持続時間とREM睡眠潜時を減少させ，用量依存性にREM睡眠を抑制すると報告されている[35]。

4-3 循環器系への作用

Milnacipranがラットの循環器へ与える影響をみた研究において，imipramine や maprotiline に比較して，血圧や心拍数に及ぼす影響が少ないとされている[12]。Milnacipran のイヌの心電図波形に及ぼす影響を imipramine や maprotiline と比較すると，PQ 間隔および QRS 幅に著明な変化は認められず，刺激伝導系に対する作用は少ないと考えられる[12]。TCA が心筋の Na チャンネルを阻害し，過剰投与で不整脈や心停止を引き起こすこともあることと比較すると，milnacipran は循環器系へ与える影響が少ない薬剤であるといえる。Montgomery らの報告では，最大 2,800mg に及ぶ 15 名の大量服薬症例のうち，死亡例はなく，予後も良好であった[20]。自殺目的で大量に服薬した場合の安全性は高いと考えられる。

## II．Milnacipran の薬物動態学的特性

### 1．吸 収

Milnacipran は小腸全域から吸収されることがラットを用いた実験で報告されている[34]。また生物学的利用能は約 85％と高く[32]，個人差は少なかった[28]。

一般に milnacipran のような弱塩基性物質は酸性下で溶解性が高まるため，食事により胃内に長く滞留することによって胃排泄後の吸収が速やかになるといわれている。食事による体内動態への影響を日本人健常者で検討した試験[40]によれば 15mg 投与で，最高血漿中濃度（$C_{max}$）が空腹時投与群では 32.3ng/ml，食後投与群では 39.3ng/ml で食後投与時に有意に高くなった。しかし最高血漿中濃度到達時間（$T_{max}$），血漿中濃度－時間曲線下面積（AUC），消失半減期（$T_{1/2}$）は両群間で有意差はみられなかった。

### 2．分 布

Milnacipran 50mg 投与時の分布容積は 5.3 $l$/kg であり，SSRI や venlafaxine と同程度で，TCA の分布容積 10〜30 $l$/kg と比較すると少ない[14]。Milnacipran の血漿蛋白結合率は 13％であり，他の抗うつ薬と比較して極

めて少ない[32]。このため蛋白結合が関与する薬物相互作用の可能性は少ないと思われる[29]。なお，胎盤関門を通過することが動物実験[34]によって報告されている。しかし，ヒトの妊婦に投与した場合の催奇形性などに関する十分な報告はない。

### 3．体内動態

Milnacipran は D 体と L 体の 2 つの光学異性体を含むラセミ混合物であり，50mg 経口投与後の D 体と L 体の $C_{max}$ はそれぞれ54ng/ml，107ng/ml であり，100mg 投与ではそれぞれ，97ng/ml，176ng/ml であった。$T_{1/2}$ は

表3　海外における健常者を対象とした milnacipran 単回投与後の体内動態パラメータ（Puozzo ら[27]より引用，改変）

| 投与量 | $C_{max}$ (ng/ml) | $T_{max}$ (h) | $T_{1/2}$ (h) | $AUC_{0-\infty}$ (ng・h/ml) |
| --- | --- | --- | --- | --- |
| 25mg | 64.1±6.3 | 1.7 | 7.1±0.6 | 730±114 |
| 50mg | 133.9±18.7 | 2.0 | 8.1±1.1 | 1,833±211 |
| 100mg | 269.0±93.0 | 2.1 | 5.8±0.4 | 2,149±343 |
| 200mg | 434.6±83.8 | 1.9 | 6.3±2.2 | 3,895±551 |
| 300mg | 1,054.2±348.8 | 2.1 | 5.9±1.4 | 8,271±1,657 |
| 400mg | 605.7±135.8 | 2.0 | 6.1±1.2 | 4,945±1,175 |

（Mean±S.D. Mean, n=4）

表4　国内における健常者を対象とした milnacipran 単回投与後の体内動態パラメータ（高橋ら[39]より引用，改変）

| 投与量 | $C_{max}$ (ng/ml) | $T_{max}$ (h) | $T_{1/2}$ (h) | $AUC_{0-24}$ (ng・h/ml) |
| --- | --- | --- | --- | --- |
| 12.5mg | 40.8±6.4 | 2.0±0.7 | 7.9±1.5 | 314.2±17.1 |
| 25mg | 74.7±9.4 | 2.0±0.0 | 8.2±1.0 | 601.0±61.6 |
| 50mg | 161.9±25.2 | 2.6±1.1 | 8.2±1.3 | 1,253.4±227.1 |
| 100mg | 326.9±64.0 | 2.6±0.9 | 7.9±1.3 | 2,532.1±396.2 |

（Mean±S.D., n=5）

D体が8〜9時間でありL体の5〜6時間より長い。AUCもD体の方が大きく，薬理活性はD異性体の方が強いといえる[36]。また，$T_{1/2}$は用量や服薬時間とは無関係であった[36]。

海外における4人の健常者を対象としたmilnacipran単回投与試験[27]における体内動態パラメータを表3に示した。また，国内における5人の健常者を対象としたmilnacipran単回投与試験[39]における体内動態パラメータを表4に示した。海外，国内両方のデータは似通っており，体内動態に個人差が少ないだけでなく人種差も少ないことがわかる。

$C_{max}$は，25〜200mgの範囲内で投与量に比例して増加するが，300mgおよび400mgの投与量ではこのような比例関係は観察されない。$T_{max}$と$T_{1/2}$は25〜400mgの範囲内でほぼ一定である。$T_{max}$の個人差は0.5〜4時間であり，平均は1〜2時間である。$T_{max}$以外のパラメータの個人差は小さい。単回投与後血中濃度と定常状態時の血中濃度との間には強い相関があり，このため前者を用いて後者を予測することができる[34]。Milnacipran 50mgを1日2回，健常者に14日間繰り返し投与した試験では，2〜3日後には定常状態に達し，体内での蓄積はみられなかった[28]。

### 4．代　謝

後述のごとく，milnacipranはその約60％が未変化体のまま腎から排泄される。一部は肝での代謝を受けるが，その主たる経路はグルクロン酸抱合である。このことは他の多くの抗うつ薬とは対照的なmilnacipranの特徴である。CYP酵素によって代謝されるmilnacipranは多くても全体の約20％であり，主に肝臓のCYP 3 A 4によってデスエチル体へ代謝される[41]。国内においてmilnacipranとヒトCYP酵素の関係を検討した試験によれば，milnacipranに対して最も代謝活性が高い酵素はCYP 3 A 4であり，トータル活性の80％以上を占めていた。次いで，CYP 1 A 2，CYP 2 C 9，CYP 2 E 1，CYP 2 D 6，CYP 2 C19，CYP 2 A 6の順で活性が認められたが，いずれもトータル活性の10％以下であった。血漿中の代謝物と

しては未変化体の他，デスエチル体，グルクロン酸抱合体，デスエチル体のグルクロン酸抱合体があるが未変化体以外の代謝物はヒトにおいては薬理活性を持たない[5]。服薬3時間後では未変化体とそのグルクロン酸抱合体で90％以上の比率を占める（図2）[39]。

### 5．排　泄

海外での健常者における milnacipran 50mg 経口投与後の試験によれば，90％以上は96時間後には尿中に排泄され，便中に排泄されるのは5％未満であった[29]。また薬物の投与を中止すると，3日以内で完全に排泄された。一方，国内における健常者を対象とした50mg 単回投与試験[29]によれば，尿中排泄は服薬12時間後には60％を超え，48時間後には81～87％が排泄される。このうち約60％が肝での代謝を受けない未変化体であった（図2）。

### 6．薬物相互作用

薬物相互作用としては，milnacipran が併用薬に影響を及ぼすかどう

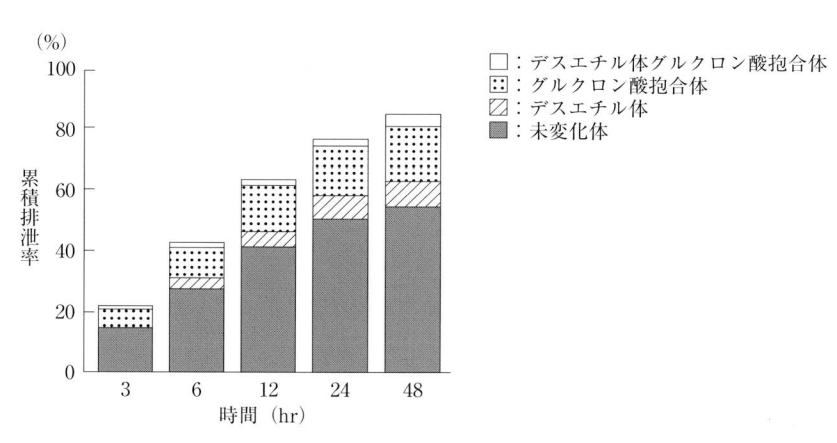

図2　健常人における milnacipran 50mg 単回経口投与時の尿中未変化体および代謝物排泄率（高橋ら[39]より引用）

か，あるいは併用薬に影響を受けるかどうかという両面が検討されなければならない。国内において milnacipran とヒト CYP 酵素の関係を検討した試験によれば，milnacipran は 0.1～10μM の濃度において代表的なヒト CYP 酵素に対していずれも阻害作用を示さなかった（表 5）[41]。ヒトに milnacipran を 12.5～100mg 経口投与した際の血中濃度は，過去の研究においていずれも 0.1～10μM の範囲内であり[39]，milnacipran は臨床において，CYP 酵素を介して行われる併用薬の代謝に影響を及ぼさないと考えられる。また，前述したように CYP3A4 による milnacipran の全身クリアランスへの寄与率は低いことから，CYP3A4 活性に影響を及ぼす薬物が milnacipran の代謝に大きな影響を与える可能性は低いといえる。しかし，CYP3A4 阻害薬である erythromycin, itraconazol, ketoconazole, cimetidine, グレープフルーツジュースなどとの併用報告はなく，その詳細は明らかでない。その他の併用薬については Puozzo ら[29]により，以下のように報告されている。

## 6-1 Carbamazepine

健常者での milnacipran と carbamazepine との併用試験において，それぞれの単剤投与の場合と比較した結果，carbamazepine とその代謝物の血

表 5　Inhibition of each P-450　model substrate metabolism human liver microsomes treated with milnacipran （鶴田ら[41]より引用）

| Compounds | Conc. (μM) | % of Control | | | | | |
| --- | --- | --- | --- | --- | --- | --- | --- |
| | | CYP1A2 | CYP2C9 | CYP2C19 | CYP2D6 | CYP2E1 | CYP3A4 |
| Control | 0 | 100.0 | 100.0 | 100.0 | 100.0 | 100.0 | 100.0 |
| Milnacipran | 0.1 | 107.3 | 101.4 | 106.3 | 104.8 | 104.4 | 101.2 |
| | 1 | 105.6 | 101.8 | 95.0 | 92.8 | 102.2 | 99.1 |
| | 10 | 98.8 | 101.3 | 110.4 | 92.1 | 99.8 | 94.1 |
| Positive Control | | 46.0 | 13.0 | 39.2 | 20.6 | 28.2 | 6.9 |
| Apparent IC50 (μM) | | ― | ― | ― | ― | ― | ― |
| Corrected IC50 (μM) | | ― | ― | ― | ― | ― | ― |

中濃度には変化がみられなかった。一方，carbamazepine による CYP3A4 の誘導により，milnacipran の血中濃度は約20％低下し，デスエチル体の血中濃度は50％増加した。Milnacipran の血中濃度の変化は臨床上，問題となるものではなく，デスエチル体は薬理活性を持たないため，投与量を調整する必要はないと思われた。

### 6-2　Lithium carbonate

健常者に lithium　carbonate 1回375mg を1日2回20日間連続投与し，milnacipran を11～13日目に併用投与したところ，両薬剤とも単独投与に比較して血中濃度に変化がみられなかった。

### 6-3　Lorazepam

健常者に lorazepam 1.5mg と milnacipran 50mg を単回併用投与した場合，それぞれの薬物を単独投与した場合と比較して薬物動態に変化がみられなかった。

### 6-4　Levomepromazine

健常者に levomepromazine 1.5mg を1日2回，14日間投与し，milnacipran 50mg 1日2回を12～14日目に併用したところ，milnacipran 血中濃度は単独投与に比較して20％増加し，見かけの分布容積と見かけの全身クリアランスの低下が観察された。しかしその代謝物の薬物動態に変化はなかった。

一方，levomepromazine とその主な不活性代謝物であるスルフォキサイドの血中濃度は10～20％低下したが，活性代謝物であるデスメチル体の血中濃度には変化がなかった。これらの結果から両薬剤の併用時には投与量の調整は必要ないとされている。

## 7．留意すべき患者群

有効な臨床効果を得るためには，抗うつ薬は少なくとも数週間続けて服用されなければならない。再燃・再発を予防するためには，さらに長期間にわたる服薬が必要になる。高齢者や肝疾患・腎疾患を合併している場合

など，薬物代謝能が低下している患者では，血中濃度が過度に上昇して副作用が発現し，ひいてはコンプライアンスの悪化につながる可能性がある。そのため，このような患者群に対してmilnacipranをどのように投与すべきか検討しておく必要がある。

7-1 肝障害

Milnacipran 50mgを肝障害のある患者11名（PUGH分類で軽度1名，中等度6名，重度4名）と健常者6名に単回投与した試験[30]によれば，肝障害のある患者ではmilnacipran未変化体の$C_{max}$，$T_{max}$，$T_{1/2}$，$AUC_{(0-\infty)}$はそれぞれ，170±60ng/ml，2.7±1.4h，10.0±3.1h，1,902±688ng/mlなのに対して，健常者ではそれぞれ135±18ng/ml，2.0±0.9h，8.3±1.7h，1,360±296ng/mlであった。健常者に比較して肝障害のある患者ではmilnacipran未変化体の血中濃度は高めに推移し，グルクロン酸抱合体の血中濃度は低めに推移する傾向があるが，いずれのパラメータにも有意差は認められていない。以上のことから，肝障害のある患者にmilnacipranを投与する際には，投与量の調整は必要ないとされている。

7-2 腎障害

Milnacipranの主な排泄経路は腎臓であることから，その薬物動態は腎機能によって変動する。8人の慢性腎疾患患者（クレアチニンクリアランス（CLcr）：9.0〜84.7ml/min，平均34.7ml/min）と6人の健常者（CLcr：93〜147ml/min，平均122ml/min）を対象にmilnacipran 50mgを単回投与した報告[31]がある。Milnacipran未変化体の$C_{max}$，$T_{max}$，$AUC_{(0-\infty)}$，$T_{1/2}$の平均は，腎疾患患者ではそれぞれ190.0ng/ml，1.9h，3,102ng/ml/h，15hであるのに対して，健常者ではそれぞれ146.7ng/ml，1.9h，1,363ng/ml/h，8.3hであり，腎疾患患者では$AUC_{(0-\infty)}$，$T_{1/2}$が有意に上昇する。さらに腎疾患患者のmilnacipran未変化体の腎クリアランス（CLr）は3.7 $l$/hであり，健常者（19.6 $l$/h）の1/5に減少する。以上より，腎障害患者では，そのクレアチニンクリアランスに応じてmilnacipranの投与量や投与回数を調整することが必要となる。Puozzoら[31]はCLcrが20ml/minより低い

患者の場合には投与量を減じる必要があると述べている。

### 7-3　高齢者

　一般に高齢者においては肝臓，腎臓などの機能低下により薬物動態が変化することが知られている。これまでみてきたように milnacipran は肝において主にグルクロン酸抱合され，未変化体と代謝物の大部分が腎から尿中に排泄される。肝におけるグルクロン酸抱合能は加齢によって大きく変化することはないが，腎排泄能は加齢に伴って低下していく。このため，高齢者では milnacipran の薬物動態に変化が生じる。国内における健常高齢者群（平均年齢70.4歳）と健常非高齢者群（平均年齢29.0歳）8人ずつに milnacipran 15mg を単回投与した比較試験がある[23]。その結果，$AUC_{(0-24)}$，経口クリアランス（$CLt/F$），$CLcr$ の平均はそれぞれ高齢者で 455.2 ng・hr/ml，30.2 $l$/hr，13.3 $l$/hr，非高齢者で344.7 ng・hr/ml，40.4 $l$/hr，19.0 $l$/hr であり，有意差がみられた。また，有意差には至らなかったものの，健常高齢者では健常非高齢者に比較して，$C_{max}$ は1.1倍，$T_{1/2}\beta$ は1.2倍に延長していた。また，海外で行われた高齢者を対象とした試験でも，高齢者は非高齢者に比較して $C_{max}$ および AUC が約20％増加し，消失速度が約10％減少したと報告されている。このような研究結果をふまえると，高齢者に milnacipran を投与する場合は非高齢者に投与する場合に比較して減量を考慮する必要がある。薬剤添付文書では，高齢者においては非高齢者の初期用量50mg/day の1.7～1.8分の1の30mg/day から開始することが推奨されている。

## お わ り に

　Milnacipran の薬力学的特徴は5-HT と NA のバランスの良い再取り込み阻害作用（dual action）を有し，各種の脳内神経伝達物質受容体への親和性を持たないことである。この特徴から推測されるように，milnacipran は single action の SSRI よりも優れた抗うつ作用を持ち，その副

作用はSSRIと同様に少ないことが報告されてきた。一方，milnacipranの薬物動態学的特徴は，他の多くの抗うつ薬と異なりCYPによる代謝をほとんど受けず，同時にCYPの酵素活性を阻害しないことである。このため，併用薬がある場合も薬物相互作用に基づく重篤な副作用を引き起こす可能性が非常に少なく，薬物の体内動態における個人差も少ないため，臨床的に使いやすい。これらの薬理学的・薬物動態学的特徴から，milnacipranはその有効性と安全性の点で，うつ病治療における有力な武器となることは確実であろうと考えられる。

## 文　献

1) Anderson, I. M. : Selective serotonin reuptake inhibitors versus tricyclic antidepressants : a meta-analysis of efficacy and tolerability. J. Affect. Disord., 58 : 19-36, 2000.

2) Assie, M. B., Charveron, M., Palmier, C. et al. : Effects of prolonged administration of milnacipran, a new antidepressant, on receptors and monoamine uptake in the brain of the rat. Neuropharmacology, 31 : 149-155, 1992.

3) Blier, P., Weiss, M., Montigny, C. : Effects of sustained administration of milnacipran on serotonin and noradrenaline neurotransmissions in rat hippocampus [abstract]. In Symposium on The Role of Serotonin in Psychiatric Disorders, Castres : 9. Castres : Pierre Fabre Research Centre, 1992.

4) Blier, P., Bergeron, R., Montiguy, C. : Selective activation of postsynaptic 5-HT$_{1A}$ receptors induces rapid antidepressant response. Neuropsychopharmacology, 16 : 333-338, 1997.

5) Bonnaud, B., Cousse, H., Mouzin, G. et al : 1-Aryl-2-(aminomethyl)cyclopropaneecarboxylic acid derivatives. A new series of potential antidepressants. J. Med. Chem., 30 : 318-325, 1987.

6) Briley, M. : Specific serotonin and noradrenaline reuptake inhibitors (SNRIs). A review of their pharmacology, clinical efficacy and tolerability. Hum. Psychopharmacol. Clin. Exp., 13 : 99-111, 1998.

7) Clerc, G. E., Ruimy, P., Verdeau-Pailles, J. : A double-blind comparison of venlafaxine and fluoxetine in patients hospitalized for major depression and melancholia. Int. Clin. Psychopharmacol., 11 (suppl. 4) : 41-46, 1994.

8 ) Delgado, P., Moreno, F. : Antidepressants and the brain. Int. Clin. Psychopharmacol., 14 (suppl. 1) : 9–16, 1999.
 9 ) 遠藤俊吉, 三浦貞則, 村崎光邦他：うつ病・うつ状態に対する新しい抗うつ薬塩酸ミルナシプランの臨床評価─塩酸ミアンセリンを対照薬とした第Ⅲ相臨床試験. 臨床評価, 23 : 39–64, 1995.
10) Guelfi, J. D., White, C., Hackett, D. et al. : Effetiveness of venlafaxine in patients hospitalized for major depression and melancholia. J. Clin. Psychiatry, 56 : 450–458, 1995.
11) Kasper, S., Pletan, Y., Solles, A. et al. : Comparative studies with milnacipran and tricyclic antidepressants in the treatment of patients with major depression : a summary of clinical trial results. Int. Clin. Psychopharmacol., 11 (suppl. 4) : 35–39, 1996.
12) 川崎博己, 山本隆一, 出部正信他：新規抗うつ薬 milnacipran hydrochloride (TN-912) の脳波および循環器に対する作用. 日薬理誌, 98 : 345–355, 1991.
13) 北村佳久, 長谷忠, 高尾勝幸他：新規抗うつ薬 milnacipran の薬理学作用の検討. 神経精神薬理, 17 : 25–34, 1995.
14) Leonard, B. E. : Biochemical strategy for the development of antidepressants. CNS Drugs, 1 : 285–304, 1994.
15) López-Ibor, J., Guelfi, J. D., Pletan, Y. et al. : Milnacipran and selective serotonin reuptake inhibitors in major depression. Int. Clin. Psychopharmacol., 11 (suppl. 4) : 41–46, 1996.
16) 松原良次, 小野寺勇夫, 伊藤公一他：塩酸ミルナシプラン (TN-912) のうつ病, うつ状態に対する薬効評価─塩酸イミプラミンを対照とした第Ⅲ相臨床試験. 臨床医薬, 11 : 819–842, 1995.
17) Mishra, R., Janowsky, A., Sulser, F. : Action of mianserin and zimelidine on the norepinephrine receptor coupled adenylate cyclase system in brain : subsensitivity without reduction in $\beta$-adrenergic receptor binding. Neuropharmacology, 19 : 983–987, 1980.
18) Mochizuki, D., Tsujita, R., Yamada, S. et al. : Neurochemical and behavioural characterization of milnacipran, a serotonin and noradrenaline reuptake inhibitor in rats. Psychopharmacology (Berl), 162 : 323–332, 2002.
19) Mochizuki, D., Hokonohara, T., Kawasaki, K. et al. : Repeated administration of milnacipran induces rapid desensitization of somatodendritic 5-$HT_{1A}$ autoreceptors but not postsynaptic 5-$HT_{1A}$ receptors. J. Psychopharmacol., 16 : 253–260, 2002.
20) Montgomery, S. A., Prost, J. F., Solles, A. et al. : Efficacy and tolerability of milnacipran : an overview. Int. Clin. Psychopharmacol., 11 (suppl. 4) : 47–51, 1996.

21) Moret, C., Briley, M. : Effects of milnacipran and pindolol on extracellular noradrenaline and serotonin levels in guinea pig hypothalamus. J. Neurochem., 69 : 815–822, 1997.
22) Moret, C., Charveron, M., Finberg, J. et al. : Biochemical profile of midalcipran (F2207), 1-phenyl-1-diethyl-aminocarbonyl-2-aminomethyl-cyclopropane (Z) hydrochloride, a potential fourth generation antidepressant drug. Neuropharmacology, 24 : 1211–1219, 1985.
23) 中道昇, 関野久之, 乃村昌臣他：高齢者における塩酸ミルナシプランの薬物動態の検討. 臨床医薬, 11 : 133–143, 1995.
24) Neliat, G., Bodinier, M. C., Panconi, E. et al. : Lack of effect of repeated administration of milnacipran, a double noradrenaline and serotonin reuptake inhibitor, on the beta-adrenoceptor-linked adenylate cyclase system in the rat cerebral cortex. Neuropharmacology, 35 : 589–593, 1996.
25) Nelson, J. C., Mazure, C. M., Bowers, M. B. Jr. et al. : A preliminary, open study of the combination of fluoxetine and desipramine for rapid treatment of major depression. Arch. Gen. Psychiatry, 48 : 303–307, 1991.
26) Puech, A., Montgomery, S. A., Prost, J. F. et al. :Milnacipran, a new serotonin and noradrenaline reuptake inhibitor : an overview of its antidepressant activity and clinical tolerability. Int. Clin. Psychopharmacol., 12 : 99–108, 1997.
27) Puozzo, C., Filaquier, C., Briley, M. : Plasma levels of F2207, midalcipran, a novel antidepressant, after single oral administration in volunteers [abstract]. Br. J. Clin. Pharmacol., 20 : 291–292, 1985.
28) Puozzo, C., Rostin, M., Montastruc, J. L. et al. : Absolute bioavailability study of midalcipran (F2207) in volunteers. In proceedings : European Congress of Biopharmaceutics and Pharmacokinetics (ed. by Aiache, J. M., Hirtz, J.), pp.59–68, University of Clermont-Ferrand, Clermond-Ferrand, 1987.
29) Puozzo, C., Leonard, B. E. : Pharmacokinetics of milnacipran in comparison with other antidepressants. Int. Clin. Psychopharmacol., 11 (suppl. 4) : 15–27, 1996.
30) Puozzo, C., Albin, H., Vincon, G. et al : Pharmacokinetics of milnacipran in liver impairment. Eur. J. Drug Metab. Pharmacokinet., 23 : 273–279, 1998.
31) Puozzo, C., Pozet, N., Deprez, D. et al : Pharmacokinetics of milnacipran in renal impairment. Eur. J. Drug Metab. Pharmacikinet., 23 : 280–286, 1998.
32) Puozzo, C., Panconi, E., Deprez, D. : Pharmacology and pharmacokinetics of mil-

nacipran. Int. Clin. Psychopharmacol., 17(suppl. 1) : 25–35, 2002.
33) Retz, W., Becker, T., Schmidtke, A. et al. : Multiple and single dose pharmacokinetics of milnacipran in major depressive patients [abstract]. Eur. Neuropsychopharmacol., 5 : 296–297, 1995.
34) 酒井敦史, 望月紀子, 杉原太助他：新規抗うつ薬ミルナシプランの体内動態(第1報)—ラットにおける吸収, 分布, 代謝および排泄. 基礎と臨床, 28 : 3649–3670, 1994.
35) Salin–Pascual, R. J., Moro–López, M. L. : The effects of venlafaxine on sleep architecture in rats. Psychopharmacology(Berl), 129 : 295–296, 1997.
36) Spencer, C. M., Wilde, M. I. : Milnacipran : A review of its use in depression. Drugs, 56 : 405–427, 1998.
37) Stahl, S. M. : Biological basis of depression in chapter 5, depression and bipolar disorder. In : Essential Psychopharmacology(2nd edition), pp. 136–154, Cambridge University Press, Cambridge, 2000.
38) Stenger, A., Couzinier, J. P., Briley, M. : Psychopharmacology of midalcipran, 1-phenyl-1-diethyl-aminocarbonyl-2-aminomethyl-cyclopropane hydrochloride (F2207), a new potential antidepressant. Psychopharmacology, 91 : 147–153, 1987.
39) 高橋明比古, 川口毅, 笠原友幸他：抗うつ薬塩酸ミルナシプラン(TN-912)の第I相試験. 臨床医薬, 11 : 3–69, 1995.
40) 高橋明比古, 川口毅, 笠原友幸他：塩酸ミルナシプラン15mg錠の健常人による吸収排泄試験：食事の及ぼす影響並びに反復投与による薬物動態の検討. 臨床医薬, 11 : 119–132, 1995.
41) 鶴田一壽, 鶴井一幸, 岡崎勝也他：塩酸ミルナシプランのヒトP-450を介する薬物相互作用の検討. 医薬品研究, 31 : 659–667, 2000.

第2章

# Milnacipran の薬物動態特性と適切な投与量，投与期間について

樋　口　　　久

## Ⅰ．臨床の現場からの milnacipran への期待

　本邦初のセロトニン・ノルアドレナリン再取り込み阻害薬（SNRI）である milnacipran が発売されてから，2年半あまりが経過した。うつ病に対する新薬として華々しく登場した選択的セロトニン再取り込み阻害薬（SSRI）の影に隠れて，やや注目度の低かった milnacipran ではあるが，最近では処方量も増え，うつ病治療の現場に徐々に浸透しつつある。実際に milnacipran を処方してみると，嘔気などの副作用は SSRI よりも少なく，著者は，食欲低下や中途覚醒型の不眠，意欲低下が目立つ典型的な大うつ病患者に対して，milnacipran が優れた効果を有する印象を持っている。Milnacipran の薬剤としての特性をよく知り，SSRI や三環系抗うつ薬（TCA）と使い分けていくことができれば，うつ病の薬物治療の幅も大いに広がるものと期待される。

　話は変わるが，長引く不況とリストラ，経済苦の影響などにより，自殺者が急増していると新聞などで報道されている。著者が住む秋田県は，人口あたりの自殺者数が全国一多いという不名誉な記録がここ数年続いている。最近，秋田県医師会は，県内の自殺者の実態調査に着手し，一般診療科の医師に対してうつ病診療についての啓蒙活動を始めた。アメリカにお

ける調査では，自殺者の7割はうつ病性疾患に罹患しており，また，自殺者の7割は，自殺する6週間以内に家庭医のもとを受診していると言われている[13]。アメリカにおける調査結果が全て日本にあてはまるわけではないが，多くのうつ病患者が一般診療科を受診していることは容易に予想される。これらのことから，自殺者を減らすためには，精神科医と内科など一般診療科の医師が連携してうつ病患者の治療にあたることが必要である。

　先日，著者は，一般診療科の医師を対象としたうつ病診療についての講演会に出席し，うつ病の薬物治療に関する講演を行った。講演の合間には，「抗うつ薬（おそらくTCA）は副作用が多いので投与量の調整が難しい」「SSRIで効果がないときは何を使えばいいのか」など，現場の臨床医の声を聞くことができた。Milnacipranは，single actionのSSRIとは異なり，dual actionであることから，うつ病性疾患に対してより汎用性が高いと考えられる。また，TCAと比べても副作用が少ないため使いやすい。そのため，milnacipranは，精神科医だけではなく，一般診療科の医師にとっても有益な薬剤ではないかと考えられる。本章の記述が，精神科の敷居が高いため，一般診療科を受診したうつ病の患者さんの治療の一助になれば幸いである。

## II．Milnacipranの薬物動態特性

　Milnacipranは，経口投与量の50～60％は未変化体のまま，20％はグルクロン酸抱合体として，残りは活性のない代謝物であるN-dealkylated milnacipranあるいはそのグルクロン酸抱合体として尿中に排泄される[11]。つまりmilnacipranは腎排泄型の薬剤であり，肝のcytochrome P450（CYP）により主として代謝されるTCAやSSRIとは大きく異なっている。これは，TCAやSSRIを投与した場合には，肝の薬物代謝能力の個人差が原因となって，同一量を投与しても血中濃度の個人差が大きくなるの

に対して，milnacipranを投与した場合には，血中濃度の個人差がより小さい範囲におさまることを意味している。

　例えば，66名のうつ病患者に対してimipramine 225mg/dayを4週間にわたって投与し，imipramineとその活性代謝物であるdesipramineの定常状態血漿濃度を測定した研究がある[12]。この研究成績によれば，定常状態血漿濃度の個人差はimipramine，desipramineともに30倍以上にも達していた。TCAの定常状態血漿濃度にこれだけの個人差が発生する原因として，CYP酵素をコードする遺伝子の中に酵素活性欠損や低下を惹起する変異遺伝子が存在し，その酵素活性が遺伝的多型性を示すことが考えられている。最近，Moritaら[7]は，抗うつ薬の主要な代謝酵素の1つであるCYP2D6の遺伝子多型がnortriptylineの定常状態血漿濃度に及ぼす影響を検討した。その研究成績によれば，変異遺伝子を持たない患者群に比して，変異遺伝子をホモで持つ患者群では，定常状態血漿濃度の平均値は2倍も高い（個人差としては6～7倍）ことが示されている。また，TCAと同様にCYP2D6により代謝されるparoxetineの場合にも，変異遺伝子を持たない健康成人群に比して，変異遺伝子をヘテロで持つ健康成人群の定常状態血漿濃度の平均値は2倍高いことが示されている[9]。しかし，この研究では例数が各群7～10名と少ないため今後の検討が必要である。

　これに対して，milnacipranの薬物動態は，肝の代謝能力の個人差の影響をあまり受けないため，定常状態血漿濃度の個人差も小さいと考えられる。実際に著者らは，milnacipran 100mg/dayを3週間にわたって投与したうつ病患者31名の定常状態血漿濃度を測定してみた。この予備的な研究の結果では，milnacipranの定常状態血漿濃度は44.3～156.8ng/mlであり，個人差は約3倍にとどまっていた[2,3]。この結果からもわかるように，milnacipranの場合には，標準的な投与量を処方していれば，薬剤の忍容性に問題の生じる患者は少ないと考えられる。MilnacipranはこのTCAの点から考えても，TCAやSSRIに比べて投与量の調整が容易な使いやすい薬剤であると考えられる。

Milnacipran は，腎排泄性の薬剤であることから，腎障害を有する患者に対しては慎重な投与が望まれる。Puozzo ら[11]の研究によれば，慢性腎不全を有する患者に milnacipran を投与した場合には，健康成人と比較して，血中半減期は3倍にも延長することが報告されている。一方，肝障害を有する患者に milnacipran を投与した場合には，薬物動態パラメーターに有意な変化はみられなかった[11]。TCA を肝硬変などの肝障害を有する患者に投与した場合には，肝血流量が低下しているため初回通過効果の減弱をまねき，生体利用率が上昇することが予想される。そのため，肝障害を有するうつ病患者に対しては，TCA ではなく milnacipran を処方することが望ましいと考えられる。

## Ⅲ．Milnacipran の適切な投与量と投与期間

### 1．適切な投与量について

Milnacipran は，初期投与量として50mg/day（2分服）を用い，概ね100mg/day（2分服）まで増量することが推奨されている。しかし，100mg/day で十分な抗うつ効果を発揮する薬剤として紹介されたため，TCA よりも強力な薬剤との先入観を持つためか，50mg/day からなかなか増量しない先生方もあるように聞いている。Milnacipran を100mg/day 程度まで増量することが何故必要なのか，国内外の研究の結果をもとに以下に概説する。

これまで国外で行われたうつ病を対象としたプラセボとの二重盲検試験のうち，milnacipran 50mg/day 投与群，100mg/day 投与群，200mg/day 投与群の臨床効果を比較した試験（milnacipran 投与各群131〜133名，プラセボ投与133名）がある[6]。その研究成績によれば，50mg/day 投与群の臨床効果はプラセボ投与群と有意差がなく，100mg/day 投与群と200mg/day 投与群において有意に臨床効果が優れていた。また，ハミルトンうつ病評価尺度の点数が投与前に比して50％以上低下した responder の比率

は，100mg/day 投与群が65％と最も高かった。一方，国内において行われた後期第Ⅱ相試験では，初期25mg/day 投与群（1日量25～75mg，50例）と初期50mg/day 投与群（1日量50～150mg，47例）の2群間の臨床効果が比較検討されている[8]。その成績によれば，最終全般改善度において「中等度改善」以上の比率は，初期25mg/day 投与群では46.0％，初期50mg/day 投与群においては66.0％であり，初期50mg/day 投与群の臨床効果が有意に優れていた。また，副作用の発現率は，初期25mg/day 投与群48.0％，初期50mg/day 投与群34.0％であり，投与量が増えるに従って副作用が増加することはなかった。

次に，milnacipran と他の抗うつ薬の臨床効果を比較した研究を紹介する。TCA（imipramine あるいは clomipramine）150mg/day（2分服）と milnacipran 100mg/day（2分服）の臨床効果を検討した7つの二重盲検試験の meta-analysis の結果によれば，両者はほぼ同等の臨床効果を有することが示されている[5]。また，SSRI（fluvoxamine 200mg/day あるいは fluoxetine 20mg/day）と比較した2つの二重盲検試験の meta-analysis の結果では，ハミルトンうつ病評価尺度の点数が50％以上低下した responder の比率および寛解率が，SSRI 投与群と比較して milnacipran 100mg/day 投与群において有意に高くなっている[10]。

これらの研究成績から考えて，milnacipran 100mg/day（2分服）の抗うつ効果は確実なものと判断され，この投与量を milnacipran の標準的な至適投与量とすることに異論はないだろう。もちろん，50mg/day 程度の投与量で十分な臨床効果がみられる症例もあると思われる。しかし，投与初期に効果がみられても，低用量のままであると後に症状が再燃する可能性もあり，100mg/day 程度への増量が望ましい。

## 2．適切な投与期間について

Milnacipran の抗うつ効果についての臨床試験では，概ね投与開始4～6週間後に効果の最終判定を行っている。先の項目で示した TCA を対照

とした二重盲検試験[5]においては，投与開始4～6週間後の最終判定日には，milnacipran 100mg/day投与群とTCA 150mg/day投与群はほぼ同等の改善度を示している。国内で行われた二重盲検試験[8]においても，投与開始4週間後には，milnacipran 50～150mg/day投与群では66%の患者において中等度以上の改善が認められている。これらの研究成績から考えて，milnacipranの十分な抗うつ効果が得られるまでには，4週間程度の継続投与期間が必要であると考えられる。この効果判定のために最低必要な投与期間は，SSRIやTCAにおいて推奨されている期間と大体同じである。

それでは，milnacipran 100mg/day程度を4～6週間投与して十分な改善効果が得られた後，どの程度の期間継続投与すべきであろうか。抗うつ薬の臨床効果は，うつ病の急性期において検討されることが多く，長期にわたってその効果を検討した研究は少ない。American Psychiatric Associationが発行したうつ病治療のガイドライン[1]によれば，うつ症状が寛解した後，16～20週にわたって急性期に用いた投与量を維持して抗うつ薬治療を続けることが推奨されている。これは，初回の大うつ病エピソードを有する患者の50～85%は，その後少なくとも1回以上の大うつ病エピソードの再発に見舞われるため，再発予防のための十分な薬物治療が必要だからである。Milnacipranの場合も，このガイドラインに沿う形で維持療法を行うのが望ましいと考える。

著者の場合には，症状の重症度にもよるが，中等度以上の大うつ病患者に対しては，症状寛解後約6ヵ月は現在の投与量を維持して治療を継続する必要があると説明している。患者の中には，「1～2ヵ月程度で症状が改善したのにそんなに長期間服薬する必要があるのか」と言う者もある。しかし，患者がうつ病を些細な病気と甘く考えて1～2ヵ月で治療を中断してしまい，その後症状の再発に見舞われる危険性を考えれば，十分な説明を行って患者に納得してもらう努力が必要である。

Milnacipran 100mg/dayを投与しても十分な改善効果がみられない症例

に対する投与量，投与期間については，症例検討の中で述べることにする。

## Ⅳ. 症 例 検 討

### 1. Milnacipran 100mg/day の投与量によって寛解に到ったメランコリーを伴う大うつ病症例

<u>症例1　61歳，男性，農業</u>

4～5年前，秋頃に気分の落ち込みと意欲低下を自覚したことがある。治療は受けずに症状は1ヵ月程度で自然に改善した。

農作業が忙しくなった5月頃より，気分の落ち込み，イライラ感，食欲低下，不眠などの症状がみられるようになった。7月に入っても症状は改善せず，おっくうで農作業が全くできなくなり，当院を受診した。

初診時，表情は抑うつ的であり，抑うつ気分，焦燥感が目立った。悲観的思考や自責感も認められた。早朝覚醒，気分の日内変動，著明な食欲低下，快感喪失が認められ，メランコリーを伴う大うつ病と診断した。

Milnacipran 50mg/day（2分服）を投与した。1週後に受診したときには，表情は明るくなり，「気分の落ち込みは軽くなり，おっくうさもとれてきたので農作業ができるようになった」と喜んでいた。50mg/day の投与量でうつ症状に改善がみられたが，低用量では症状再燃の可能性があることを説明し，100mg/day（2分服）へ増量した。その後の経過は順調であり，投与開始2週後には抑うつ気分や焦燥感は消失し，4週後には意欲低下もみられなくなり完全寛解となった。Milnacipran による副作用は全くなかった。

<u>症例2　40歳，女性，主婦（図1）</u>

会社員の夫と高校1年生になる息子と3人で暮らしている。これまでに精神科既往歴はない。住宅ローンを抱えて家計のやりくりが大変であるのに，夫はパチンコなどのギャンブルで借金を抱えることが度々あった。夫

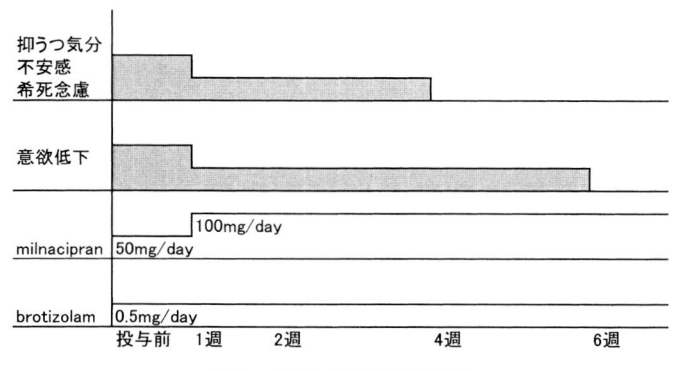

図1　症例2の臨床経過図

の借金のことで悩んできたことに加え，息子の高校受験についての心労も重なった。息子の高校受験が終了した3月頃から，強い不眠と食欲低下がみられるようになった。また，不安焦燥感が強く，「家庭がダメになったのは私のせいだ」などの自責的な発言もみられたため当院を受診した。

　初診時，表情は動きに乏しく抑うつ的であり，急に泣き出すなど悲哀感も強かった。自責感や悲観的思考を認め，希死念慮もあったため入院治療が望ましいと考えたが，本人と家族の希望により外来治療を行うことにした。

　Milnacipran 50mg/day（2分服）とbrotizolam 0.5mg/day（就前）を投与した。1週後に受診したときには，表情が見違える程明るくなり，不安焦燥感も軽減していた。本人，家族ともにmilnacipranの効果に驚いた様子であった。その後100mg/day（2分服）に増量して経過をみている。投与開始4週後には，抑うつ気分や自責感，悲観的思考もなくなり，家事も少しずつできるようになった。投与開始6週後には，軽度の意欲低下はあるものの病前と同じ程度の社会生活を送れており，ほぼ寛解状態に達したと考えた。Milnacipran投与により軽度の便秘が認められた以外には，副作用はなかった。

［考察］
　ここに呈示した2症例は，典型的な大うつ病の患者であり，自責感や悲観的思考，希死念慮もあるため，従来であればTCAがfirst choiceとなる症例である。Milnacipran 50mg/dayを1週間投与しただけで改善効果が認められ，著者もその速効性に驚いたケースである。2症例ともうつ症状が重度であったため，100mg/dayへの増量は絶対に必要と判断し，投与開始1週後に100mgへ増量した。50→75→100mg/dayと段階的に増量しなかったのは，50mg/day投与で副作用が全くなく，症状が重度のため早期に治療する必要があったからである。Milnacipranは血中半減期が約8時間と短く，2分服で投与した場合，2～3日で定常状態血中濃度に達することが知られている[11]。そのため，1週間程度の間隔で増量することは十分理にかなっていると考える。

## 2．Milnacipran 75mg/dayまでで増量を中止した大うつ病症例
### 症例3　53歳，男性，自営業
　高校を卒業後，サラリーマン生活を経て，現在は自営業に従事している。2年前に抑うつ状態となり，精神科クリニックへ1ヵ月程通院したが，薬物治療は受けずに症状は自然寛解した。
　約6ヵ月前に76歳の母が自殺した。また，不況のため自営業の経営が思わしくなく悩んでいた。1ヵ月程前から気分が憂うつで早朝覚醒を自覚するようになったため当院を受診した。
　初診時，抑うつ気分，意欲低下，早朝覚醒を認めたがいずれも軽度であり，仕事も一応こなしていた。Milnacipran 50mg/day（2分服）を処方した。1週後症状に変化がないため75mg/day（2分服）へ増量した。2週目になると気分がよくなり不眠も軽減した。本人が増量を望まなかったことと，症状が軽度であったことから75mg/dayを継続することにした。6週後には，「ほぼ以前の自分の調子に戻った」と語り，寛解状態になった。その後2ヵ月間通院し，本人の申し出で治療を終了した。

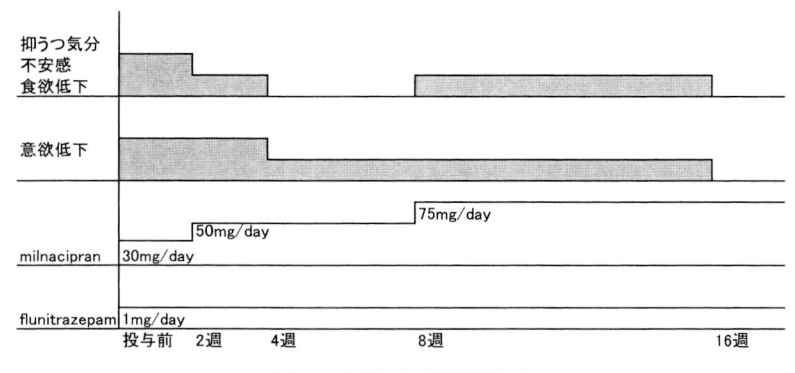

図2　症例4の臨床経過図

症例4　55歳，女性，主婦（図2）

　自営業を営む夫と次男（32歳），三男（26歳）と暮らしている。1年程前に，更年期障害（？）の診断にて産婦人科医院へ1ヵ月程通院した。次男が不況のため失業し，次の就職先が見つからないことを悩んでいた。次第に不眠がちとなり，食欲低下，意欲の低下が目立つようになったため当院を受診した。Trazodone 100mg/day，補中益気湯，flunitrazepam 1mg/day などにより治療を受けたが，食欲低下，意欲低下などの症状が続いていた。

　当院での治療開始から2ヵ月後に著者が治療を担当することになった。不安感が目立ち，動悸や体のほてり，咽頭部の閉塞感などの愁訴がみられた。「漢方を飲んでも食欲が出ない。おっくうで家事もあまりできない」と話していた。Trazodone と漢方薬を中止し，milnacipran を処方することにした。自律神経系の様々な症状がみられたため，初期投与量は30mg/day（2分服）にした。2週後には食欲低下に改善がみられたので50mg/day（2分服）へ増量した。4週後には，「気分はだいぶよくなった。おっくうさもとれてきた」と話していた。8週後，次男のアルバイトが終了したことから再び抑うつ的となったため75mg/day（3分服）へ増量した。その後うつ症状は改善し，16週後には家事も普通にやれるようにな

り，寛解状態に到ったと判断した。75mg/day を継続しており，16週以降うつ症状の再発はない。寛解後3ヵ月が経った頃に次男の就職先が見つかり，たいそう喜んでいたことが印象に残っている。

［考察］

症例3の場合には，これまでにもうつ病エピソードがあり，家族歴から自殺負因も認められるため，milnacipran を100mg/day まで増量しようと考えた。しかし，うつ症状は軽度であり，患者が「薬にあまり頼りたくない」と希望したため75mg/day の増量にとどめた。

症例4は中等度の大うつ病患者であるが，動悸や体のほてりなど交感神経系の過活動を思わせる症状があったため，初期投与量は30mg/day（2分服）と少なめにした。30→50mg/day へと増量し，うつ症状に改善がみられたものの，軽度の意欲低下が続いたため75mg/day へ増量した。100mg/day まで増量しなかったのは，増量によってノルアドレナリン神経系の活動性が高まり，発汗や体のほてりなどの副作用が出現することを危惧したためである。症例4のように，自律神経系の愁訴が多い患者では，増量は25mg きざみでゆっくり行ってもよいのかもしれない。

## 3．Milnacipran 150mg/day を投与し，寛解に到った難治性の大うつ病症例

症例5　38歳，男性，会社員

高校卒業後，会社員として働いてきた。結婚して2子をもうけた。精神科的既往歴はない。2年前の春に配置転換となり仕事の負担が重くなった。その年の夏頃から不眠，不安感，抑うつ気分がみられるようになり，A総合病院精神科を受診した。抑うつ神経症の診断のもとに amoxapine 75～150mg/day などの投与を受け，症状は一時改善した。しかし，仕事上のストレスが高まるとうつ症状が再燃し，その後，5回の短期入院治療を受けた。

X年8月，うつ症状が再燃し，9月18日に入院した（6回目）。入院時，不安感，抑うつ気分，意欲低下が目立った。外来で処方されていた

amoxapine 150mg/day を中止し，imipramine 150mg/day へ変更した．10月に入ると抑うつ気分はいくらか改善してきたが，意欲低下は持続していた．Lithium carbonate 400〜600mg/day を2週間併用したが効果がなかった．10月18日より imipramine と lithium を中止し，milnacipran 100mg/day へ処方を変更した．約2週間投与を続けたものの改善効果が得られず，150mg/day へ増量した．増量1週後には，表情が明るくなり，不安感，抑うつ気分の改善が認められた．11月28日に退院した．X+1年1月から職場へ復帰したが，このときには遷延していた意欲低下も改善し，ほぼ寛解状態となった．その後6ヵ月が経過した現在まで症状の再発はない．

　［考察］

　この症例は，十分量の TCA を用いても寛解に到らず，再発を繰り返していた難治例である．Milnacipran を100→150mg/day へ増量してからうつ症状に改善が認められた．また，寛解状態に到るまで約3ヵ月にわたる薬物治療を必要とした．難治症例の場合には，100mg/day 以上への増量とより長期にわたる薬物治療が必要なのかもしれない．今後，milnacipran の難治性うつ病に対する臨床研究が望まれるところである．

## おわりに

　Milnacipran によるうつ病治療の実際を，症例検討を通して概説した．これらの患者さんたちは，不況からくる自営業の経営不振，息子の就職難，配置転換など，現在の世相を反映した様々な問題を抱えて悩み，苦しんでいた．このような患者さんたちが将来を悲観して自殺してしまうことがないように，適切な薬物治療が是非とも必要である．最近の北欧における研究[4]では，SSRI が発売され抗うつ薬の処方量が急増した1991年以降においては，失業率は増加したにもかかわらず，自殺率は北欧の各国において低下した．もちろん，抗うつ薬で自殺の問題が全て片付くわけではないが，抗うつ薬による薬物治療が不十分であったため自殺に到ってしまう患

者さんを1人でも減らすべく，精神科医だけでなく，一般診療科の医師も抗うつ薬を積極的に使っていくべきだろう。Milnacipran が適切に処方され，多くの患者さんに恩恵がもたらされることを願いたい。

## 文　献

1 ) American Psychiatric Association : Practice guideline for the treatment of patients with major depressive disorder (revision). Am. J. Psychiatry, 157 (4, April. Suppl.) : 12-14, 2000.
2 ) Higuch, H., Yoshida, K., Naito, S. et al. : Milnacipran plasma levels and antidepressant response in Japanese depressed patients. 2nd International forum on Mood and Anxiety Disorders, November 28-December 1, 2001, Monte Carlo.
3 ) Higuchi, H., Yoshida, K., Takahashi, H. et al. : Remarkable effect of milnacipran in the treatment of Japanese major depressive patients. Hum. Psychopharmacol., 17 : 195-196, 2002.
4 ) Isacsson, G. : Suicide prevention—a medical break through? Acta Psychiatr. Scand., 102 : 113-117, 2000.
5 ) Kasper, S., Pletan, Y., Solles, A. et al. : Comparative studies with milnacipran and tricyclic antidepressants in the treatment of patients with major depression : a summary of clinical trial results. Int. Clin. Psychopharmacol., 11 (suppl. 4) : 35-39, 1996.
6 ) Lecrubier, Y., Pletan, Y., Solles, A. et al. : Clinical efficacy of milnacipran : placebo-controlled trials. Int. Clin. Psychopharmacol., 11 (suppl. 4) : 29-33, 1996.
7 ) Morita, S., Shimoda, K., Someya, T. et al. : Steady-state plasma levels of nortriptyline and its hydroxylated metabolites in Japanese patients : Impact of CYP2D6 genotype on hydroxylation of nortriptyline. J. Clin. Psychopharmacol., 20 : 141-149, 2000.
8 ) 小野寺勇夫，伊藤公一，岡田文彦他：第4世代の抗うつ薬 TN-912（塩酸ミルナシプラン）の後期第Ⅱ相臨床試験（用量設定試験）について．臨床医薬，10：2445-2471，1994.
9 ) Ozdemir, V., Tyndale, R. F., Reed, K. et al. : Paroxetine steady-state plasma concentration in relation to CYP2D6 genotype in extensive metabolizer. J. Clin. Psychopharmacol., 19 : 472-474, 1999.
10) Puech, A., Montgomery, S. A., Prost, J. F. et al. : Milnacipran, a new serotonin and noradrenaline reuptake inhibitor : an overview of its antidepressant activity and clini-

cal tolerability. Int. Clin. Psychopharmacol., 12 : 99–108, 1997.
11) Puozzo, C. and Leonard, B. E. : Pharmacokinetics of milnacipran in comparison with other antidepressants. Int. Clin. Psychopharmacol., 11 (suppl. 4) : 15–27, 1996.
12) Reisby, N., Gram, L. F., Bech, P. et al. : Imipramine : Clinical effects and pharmacokinetic variability. Psychopharmacology (Berl), 54 : 263–272, 1977.
13) Stahl, S. M. : Clinical features of mood disorders in chapter 5 depression and bipolar disorder. In : Essential Psychopharmacology (2nd edition), pp. 136–154, Cambridge University Press, Cambridge, 2000.

第3章

# Milnacipran の副作用とその対処方法

吉 田 契 造

## Ⅰ. Milnacipran の副作用の特徴

　従来用いられてきた抗うつ薬は，程度の差はあるにせよ，ヒスタミン$H_1$受容体・ムスカリン性アセチルコリン受容体・アドレナリン$α_1$受容体に対する拮抗作用を持っていた。ヒスタミン$H_1$受容体拮抗作用により体重増加・眠気，ムスカリン性アセチルコリン受容体拮抗作用により口渇・便秘，アドレナリン$α_1$受容体拮抗作用により起立性低血圧・めまいといった副作用が出現し，うつ病の薬物治療を行う上で大きな問題となっていた。Milnacipran は，従来の抗うつ薬にみられるような各種受容体に対する拮抗作用をほとんど有さず[4]，それらに基づく副作用発現率は低いと考えられた。海外で実施された臨床試験において[6]，milnacipran 投与群にて placebo 投与群よりも有意に多く観察された副作用は，めまい5％，発汗4.3％，不安4.1％，顔面紅潮3％，排尿障害2.1％であった。これらの症状のうちで，三環系抗うつ薬投与群および選択的セロトニン再取り込み阻害薬（selective serotonin reuptake inhibitor：SSRI）投与群よりも出現率が有意に高かったのは，排尿障害のみであった。三環系抗うつ薬投与群では口渇，便秘といった症状が10％以上の高頻度で出現したが，milnacipran 投与群におけるそれらの出現頻度は三環系抗うつ薬投与群を有意に下回った。SSRI 投与群では悪心が20.1％の高頻度で出現したが，mil-

表1 Milnacipran（50mg 1日2回服用）の副作用の特徴―三環系抗うつ薬および SSRI との比較（Montgomery et al., 1996[3]）

| Milnacipran で三環系抗うつ薬より2倍以上多い副作用 | 三環系抗うつ薬で milnacipran より2倍以上多い副作用 |
|---|---|
| 排尿障害 （2.1% vs 0.6%） | 口渇　　（37.3% vs 7.9%）<br>便秘　　（14.9% vs 6.5%）<br>振戦　　（12.8% vs 2.5%）<br>多汗　　（12.2% vs 4.3%）<br>眠気　　（10.5% vs 2.3%）<br>疲労感　（8.9% vs 2.5%）<br>めまい　（8.5% vs 1.5%）<br>視覚障害（5.9% vs 1.6%）<br>味覚障害（4.7% vs 1.3%）<br>不快感　（4.1% vs 1.5%）<br>下痢　　（3.4% vs 1.7%） |
| Milnacipran で SSRI より2倍以上多い副作用 | SSRI で milnacipran より2倍以上多い副作用 |
| 頭痛　　　（8.4% vs 4.1%）<br>口渇　　　（7.9% vs 3.8%）<br>排尿障害　（2.1% vs 0.3%） | 悪心　　（20.1% vs 11.2%）<br>下痢　　（3.5% vs 1.6%）<br>血圧低下（2.3% vs 1.0%） |

nacipran 投与群の出現率は11.2%と有意に少なかった。Milnacipran，三環系抗うつ薬，SSRI の3群間で互いに2倍以上多く出現する副作用をまとめたものが表1である[3]。出現頻度は高くはないものの，排尿障害が milnacipran の最も特徴的な副作用と言えるだろう。

　上記の如く，三環系抗うつ薬で大きな問題となっていた口渇・便秘といった副作用は，milnacipran では有意に少ない。また，SSRI で問題となる消化器系副作用も少なく，増量に時間をかけなければならない SSRI よりも投与しやすい薬剤であると言える。しかしながら，副作用に注意を配らず漫然と投与してよいわけではない。排尿障害という特徴的な副作用があるのみならず，その他にも頭痛や過敏症など臨床的に注意が必要な副作用が生じ得るからである。今回我々は，実際に経験した症例を通じて，milnacipran の副作用とその対処方法を提示したいと考える。

## II．Milnacipran の副作用への対処方法

### 1．Milnacipran の投与により排尿障害を呈したうつ病の 1 症例

症例　46歳，男性，会社員

　高校卒業後，一貫して営業の仕事に従事してきた。妻と 2 人の子供がいる。精神疾患の既往歴はない。約 1 年前，営業不振が続いたことから抑うつ的となり，一時は自殺も考えたが思いとどまった。この際には特に治療は受けなかった。X 年 Y 月に入ると，不眠や食欲低下，意欲低下が強くなり，Y 月11日に A 病院精神科を受診した。初診時には，患者の表情は抑うつ的で，口調にも活気がなく，「おっくうで仕事が手に着かない」と語っていた。Milnacipran 50mg/day（2 分服），brotizolam 0.25mg/day の投与にて治療を開始した。Y 月20日の受診時には，気分がだいぶ楽になり，食欲が出てきたと話していた。同日，milnacipran を100mg/day に増量した。Y ＋ 1 月30日の受診時には，抑うつ症状はほぼ消失し，仕事も通常通りにこなせるようになっていた。Y ＋ 2 月13日（投与開始から 2 ヵ月後）に受診した際，患者は「排尿に時間がかかる，残尿感がある」と訴えた。Milnacipran を50mg/day に減量し，かわりに amoxapine 25mg/day を追加したところ，Y ＋ 2 月27日には排尿障害・残尿感は消退した。しかし，中途覚醒・早朝覚醒が出現したため，milnacipran, amoxapine と brotizolam を中止し，mianserin 20mg/day, flunitrazepam 2mg/day に処方を変更した。その後は mianserin を中心とした薬物療法を行っているが，排尿障害はみられていない。

［考察］

　Milnacipran 投与時には，三環系抗うつ薬や SSRI 投与時に比べて排尿障害の発現頻度が高い。その作用機序は，milnacipran の再取り込み阻害作用により増加したノルアドレナリンがアドレナリン $\alpha_1$ 受容体を刺激し，膀胱頸部を収縮させるためと考えられている[7]。三環系抗うつ薬もノルア

ドレナリンの再取り込みを阻害するが，アドレナリン受容体拮抗作用も兼ね備えているため，排尿障害の頻度は milnacipran に比べて低くなるものと考えられる。

　Milnacipran は，前述したように三環系抗うつ薬や SSRI に比べて排尿障害を引き起こしやすいため，前立腺疾患等で排尿障害を有することがあらかじめわかっている患者には慎重に投与すべきである。Milnacipran 投与開始後に排尿障害が発現した場合には，naftopidil などのアドレナリン $\alpha_1$ 受容体拮抗薬の投与により改善し得ると考えられるが，その程度によっては milnacipran を他の抗うつ薬に変更することも検討しなければならないだろう。

## 2．Milnacipran の投与により発疹・そう痒感の発現したうつ病の1症例

<u>症例　33歳，女性，会社員</u>

　大学では英語を学んだ。大学卒業後一般事務職に従事していたが，仕事に興味が持てず，26歳の時に英語学校の教師となった。その後結婚して二児をもうけ，仕事・家庭共に充実した生活を送っていた。X−1年秋頃から，頭痛や疲労感が出現し，仕事を手際よくこなすことができなくなった。次第に何をするのもおっくうになり，家事もなんとかやってはいるものの，臥床がちに生活するようになった。強い責任感を有する人物であるため，仕事は休まず通っていたが，早朝覚醒や食欲低下が強まったため，X年初めにB病院精神科を受診した。

　Milnacipran 50mg/day が投与開始され，その投与量は1週間後に75mg/day に引き上げられた。Milnacipran を服用開始して10日くらいたった頃から，全身のそう痒感および足部の発疹が出現した。一時的に改善傾向がみられたため，医師には報告せず我慢していた。抑うつ症状には改善がみられたが，投与開始6週間後ころからそう痒感・発疹が増悪し，強いそう痒感のために睡眠が妨げられるほどになった。患者からの報告を受けて，直ちに milnacipran の投与を中止し，clemastine fumarate 2mg/day を投与

した。その翌日にはそう痒感が消退し、発疹も数日間で消失した。そう痒感・発疹が消退したため、患者は4日間で clemastine fumarate の服用を終了した。Milnacipran の代わりに fluvoxamine 100mg/day を投与することにより、抑うつ症状の再燃は防ぎ得た。

［考察］

トレドミン®添付文書によると、発疹・そう痒感といった過敏症が1.93％の患者に生じたと報告されている。このような場合には、即時に薬剤の投与を中止する必要がある。症状の程度によっては、対症的に抗ヒスタミン剤などを投与するとよい。Milnacipran を中止した後の抗うつ薬選択であるが、副作用の少なさから考えて、SSRI を選択するのが妥当であろう。ただし、milnacipran は三環系抗うつ薬と同等の効果を持ち、SSRI の効果はそれらに比して有意に劣るという報告があるため[3]、SSRI が十分奏効しない場合は三環系抗うつ薬の使用も考慮しなければならない。

抗うつ薬は効果発現に数週間を要する薬剤である。その旨をあらかじめ説明してから投薬を開始するためか、副作用を我慢してでも服薬を続ける患者さんがいる。あるいは、新たに発現した症状を薬の副作用であると認識できない場合がある。効果発現に数週間かかることだけでなく、服薬後に過敏症と思われる症状が発現した場合は、速やかに服用を中断して来院するよう説明しておくことが大切であろう。

## 3. Milnacipran 150mg/day の投与により血圧上昇を呈したうつ病の1症例
症例　53歳，男性，会社員

工業高校卒業後、農業機械販売店に就職した。当初は修理部門で働いていたが、20代半ばで営業部門へ配置転換された。同時期に結婚したが、子供には恵まれなかった。実直な人柄であり、誰よりもねばり強く仕事をすることをいとわなかった。40代終わりにして営業所長に昇進したが、妻との関係はうまくいかず、家庭内別居の状態となっていた。

X年Y月上旬から、患者は通常より約2時間早く目を覚ますようになっ

た。なんとなく気分が優れず，疲れやすく，仕事に対する集中力が低下し，通常の6割程度しか業務をこなせないようになった。食欲も低下し，体重が約4kg程減少した。このような状態が約2ヵ月にわたり続くため，患者はX年Y+2月にC病院精神科を受診した。投与開始前の血圧は120/80であった。患者に対しては，初めの1週間はmilnacipran 50mg/day，その後は5週間にわたりmilnacipran 100mg/dayを投与した。その結果，抑うつ気分や食欲低下には顕著な改善がみられたものの，仕事に対する意欲が今ひとつわかない状態が続いていた。この意欲低下を改善するべく，投与開始7週目からmilnacipranを150mg/dayに増量した。患者は2週間後に来院したが，意欲低下にさらなる改善はみられておらず，その一方で血圧上昇が観察された（150/100）。患者は自宅に血圧計を保有していたため，毎日血圧を測定してもらいつつmilnacipranの投与量を2週間おきに125mg/day→100mg/dayと引き下げたところ，血圧も140/95→135/85程度に低下した[9]（図1）。

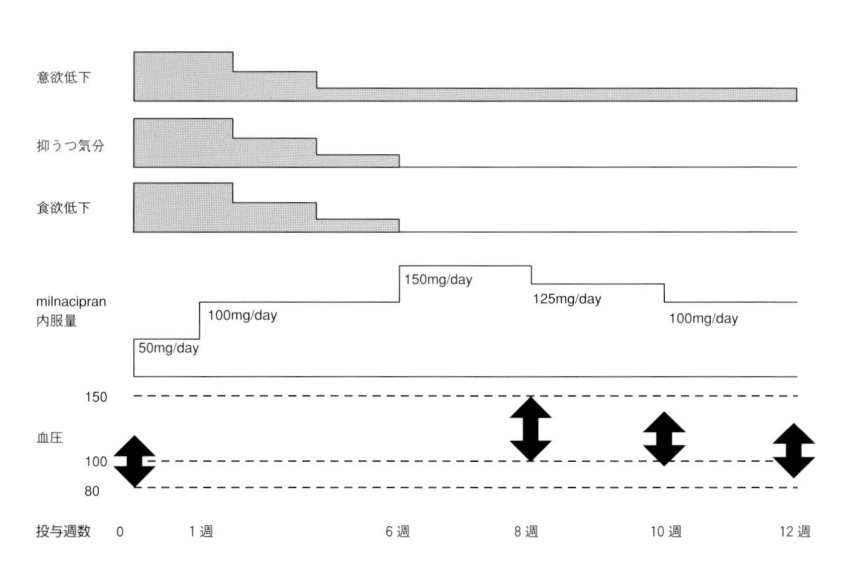

図1　Milnacipran の投与により血圧上昇を呈した1症例

[考察]

　第2章「Milnacipranの薬物動態特性と適切な投与量，投与期間について」で述べた如く，milnacipran 100mg/dayで十分な抗うつ効果がみられない場合には，150mg/dayにまで増量することで寛解状態が得られることがある。しかし，高用量を投与することでノルアドレナリン神経系の活動性が高まり，血圧が上昇する可能性がある。Venlafaxineはmilnacipranと同じくセロトニン・ノルアドレナリン再取り込み阻害薬（serotonin noradrenaline reuptake inhibitor：SNRI）に分類される薬剤である。Venlafaxineの通常投与量は75〜225mg/dayであるが，重症例では375mg/dayという高用量が有効な場合がある。ただし，300mg/day以上の高用量では血圧上昇のおそれがあるため，血圧の監視が必要とされている[8]。Milnacipranもvenlafaxineと同様に，高用量を投与する場合には血圧上昇の可能性に配慮することが必要であろう。

### 4．Milnacipranの投与により発汗を呈したうつ病の1症例

<u>症例　57歳，女性，主婦</u>

　約10年前より，糖尿病のため治療を受けている。夫と，他家へ嫁いだ夫の姉との間で遺産相続についてのもめ事が続いており，大きな精神的負担となっていた。X年Y月頃より，不眠，不安感，食欲低下などの症状を自覚するようになり，Y＋2月にA病院精神科を受診した。初診時には，抑うつ気分と意欲低下が顕著で，家事もほとんど手に付かない状態であった。Milnacipran 50mg/day（2分服）を処方し，1週間後には100mg/dayへ増量した。2週間後には，食欲は回復してきたが，抑うつ気分および意欲低下は続いていた。6週間後になると家事は少しずつできるようになってきたが，発汗が増えたように感じることがあった。12週間後には抑うつ症状はほぼ消失し，病前と同じ社会生活を営めるようになった。しかし，発汗が目立つため，milnacipranを75mg/dayへ減量した。Milnacipranの投与開始から16週間後になっても発汗が続いているため，さらに50mg/

day へと減量した。20週間後に受診したときには発汗は目立たなくなり，抑うつ症状の再燃もみられないため，以後50mg/day の処方を継続している。

　[考察]
　Milnacipran により発汗が生じるメカニズムについてははっきりしていない。Milnacipran の再取り込み阻害作用により増加したノルアドレナリンが，汗腺を支配しているコリン作動性ニューロンおよび汗腺に存在するアドレナリンβ受容体を刺激することにより発汗が生じる可能性が推測される。Milnacipran と同じ SNRI である venlafaxine により生じた発汗に対して，抗コリン薬である benztropine が有効であったという報告がある[1,5]。Milnacipran により生じる発汗にも抗コリン薬が有効であると考えられるが，抗コリン薬の使用により口渇・便秘といった新たな副作用が生じてくる可能性があるため，併用には注意が必要であろう。


## 5．Milnacipran の投与により頭痛が生じたうつ病の１症例，頭痛が増悪したうつ病の１症例

　症例１　71歳，女性，主婦
　大腸がん，肺がんにて手術を受けた既往がある。長男が躁うつ病の診断で治療を受けていたが，約10年前から行方不明になっている。次男が最近離婚して，実家に戻ってきたばかりである。X年Y月初め，腰痛のために家事労働が困難になり，次男に炊事洗濯をまかせるようになった。家事ができないことについて，次第に罪悪感を抱くようになり，気分が落ち込むと共に焦燥感が強くなった。食事も通常の半分しか摂取できないようになった。そのため，Y月19日にD病院精神科を受診した。Milnacipran 30 mg/day の投与が開始され，26日には60mg/day に増量された。この増量後，「両側の側頭部から後頭部にかけて重苦しい」という頭痛が出現した。Y＋１月８日から milnacipran を30mg/day に減量したところ，頭痛は速やかに消退した。

症例2　64歳，女性，主婦

　X年Y月，偶然の機会に甲状腺がんを発見され，Y＋1月に手術を受けた。手術後に焦燥感が出現したため，alprazolam 1.2mg/day などベンゾジアゼピン系抗不安薬の投与を受けたが，改善しなかった。次第に，焦燥感に加えて不眠や抑うつ気分，意欲低下も明らかとなり，家事もあまり手に付かず臥床がちに過ごすようになってしまった。両側側頭部の重苦しい頭痛も出現した。そのため，Y＋3月25日にD病院精神科を受診した。Milnacipran 30mg/day の投与を開始し，Y＋4月1日には60mg/day に増量した。その結果，焦燥感や抑うつ気分には徐々に改善がみられつつあったが，milnacipran を服用開始してから頭痛が強まり，Y＋4月中旬からは「頭が痛くてジンジンしてしようがない」と訴えるようになった。そのため，Y＋4月21日から milnacipran を30mg/day に減量したところ，頭痛には改善がみられたものの消退はしなかった。Y＋5月5日で milnacipran の投与を中止し，amoxapine 50mg/day を投与したところ，抑うつ症状と共に頭痛も改善していき，その2ヵ月後には両者ともほぼ消退した。

　［考察］

　Milnacipran の頭痛発現率は SSRI の2倍以上であり，特徴的な副作用の1つとしてあげられるが，頭痛の発現機序・対策ともに極めて情報が乏しい。現在のところ，milnacipran 投与後に頭痛が生じた場合には，まず減量により改善を図るしかない。用量を下げると，たとえ頭痛は消失しても十分な抗うつ効果が得られない場合があるだろう。このような場合には，他の抗うつ薬に切り替えざるを得ない。

　多くの症例に milnacipran を投与していると，極めて稀な副作用に遭遇する場合がある。その1例を提示する。

## 6. Milnacipran の投与により末梢循環障害が発現したうつ病の1症例

症例　37歳，男性，会社員

約3ヵ月前から，食思不振，全身倦怠感，集中力低下などを自覚していた。不眠も出現し，それを解消するためにと飲酒量が増えた。与えられた仕事がこなせないため辞職を考えたり，時には自殺を考えることもあった。X年Y月4日にE病院精神科を受診した。同日入院し，milnacipran 50mg/day（2分服）の服用を開始した。Y月7日から，両足趾の冷感をわずかに感じ始めていた。Y月11日から，milnacipran の投与量が100mg/day に引き上げられた。患者の抑うつ症状には改善がみられ始めていたが，両足趾，足背・足底にかけて冷感が強まり，同部位が紫色に色調変化してきた。Y月12日に心臓血管外科で検査を受けたところ，血管自体には特別な問題が指摘されず，なんらかの薬剤の関与の可能性があるのではと指摘された。Y月14日に milnacipran の投与を中止し，fluvoxamine 50mg/day の投与を開始した。この処方変更の約1週間後には，足部の冷感や色調変化といった症状は回復した。Fluvoxamine の投与量を150mg/day にまで引き上げたが，末梢循環障害が再び現れることはなく，抑うつ症状も順調に改善してY＋1月7日に退院した[2]。

［考察］

ラットの動脈内にノルアドレナリンを注入すると，末梢血管の攣縮を引き起こすことが報告されている。赤血球は攣縮した細動脈内をゆっくりと流れる。すると，より多くの酸素がヘモグロビンから解離し，還元型ヘモグロビンが増加するため末梢性チアノーゼが発現することになる。本症例では，milnacipran の再取り込み阻害作用により増加したノルアドレナリンが末梢細動脈を攣縮させ，そのため末梢性チアノーゼが発現したものと考えられた[2]。このような場合には，milnacipran をノルアドレナリン再取り込み阻害作用のない SSRI に切り替えることが有益であろう。

## おわりに

　Milnacipranの特徴的な副作用について概説すると共に，我々が実際に体験した症例を提示し，milnacipranの減量ないし中止以外の対応策が考えられるものについてはそれを示した。副作用の生じた症例を多数提示しているため，本稿の読者はmilnacipranに対して否定的な印象を持たれるかもしれない。しかし，これまでの研究から，milnacipranの安全性は三環系抗うつ薬に勝り，SSRIと同等であることを改めて強調しておきたい。また，その抗うつ効果は三環系抗うつ薬と同等であり，即効性も期待しうる。MilnacipranはSSRIと異なり肝の薬物代謝酵素cytochrome P450を阻害しないため，薬物相互作用がほとんど問題にならない。これらの点から，milnacipranは精神科のみならず，一般診療科でも安全かつ有効に使用できる薬剤と言えるだろう。

## 文　献

1 ) Garber, A., Gregory, R. J. : Benztropine in the treatment of venlafaxine-induced sweating. J. Clin. Psychiatry, 58 : 176-177, 1997.
2 ) Kamata, M., Higuchi, H. : Peripheral circulatory disturbance induced by milnacipran. Clin. Neuropharmacol., submitted.
3 ) Montgomery, S. A., Prost, J. F., Solles, A. et al. : Efficacy and tolerability of milnacipran : an overview. Int. Clin. Psychopharmacol., 11(suppl. 4) : 47-51, 1996.
4 ) Moret, C., Charveron, M., Finberg, J. P. et al. : Biochemical profile of midalcipran (F 2207), 1-phenyl-1-diethyl-aminocarbonyl-2-aminomethyl-cyclopropane (Z) hydrochloride, a potential fourth generation antidepressant drug. Neuropharmacology, 24 : 1211-1219, 1985.
5 ) Pierre, J. M., Guze, B. H. : Benztropine for venlafaxine-induced night sweats. J. Clin. Psychopharmacol., 20 : 269, 2000.
6 ) Puech, A., Montogomeny, S. A., Prost, J. F. et al. : Milnacipran, a new serotonin and noradrenaline reuptake inhibitor : an overview of its antidepressant activity and clinical tolerability. Int. Clin. Psychopharmacol., 12 : 99-108, 1997.

7 ) 田島　治 : SNRI の相互作用と副作用. 臨床精神薬理, 3 : 353-361, 2000.
8 ) Thase, M. : Effects of venlafaxine on blood pressure : a meta-analysis of original data from 3744 depressed patients. J. Clin. Psychiatry, 59 : 502-508, 1998.
9 ) Yoshida, K., Higuchi, H., Takahashi, H. et al. : Elevation of blood pressure by high-dose milnacipran. Hum. Psychopharmacol., 17 : 432, 2002.

## 第4章

# 他の抗うつ薬から milnacipran へ
# 切り替える際の注意点

樋 口 　 久

## I．SSRI から milnacipran へ切り替える際の注意点

### 1．SSRI の急速な普及について

現在本邦においては，fluvoxamine，paroxetine の 2 種類の選択的セロトニン再取り込み阻害薬（SSRI）が臨床の現場で使用されている。この両薬剤は，三環系抗うつ薬（TCA）とは異なって副作用が少なく，薬剤の忍容性に優れることから，精神科医だけでなく一般診療科の医師の間でも幅広く使用されている。SSRI は，これまでに行われた大規模な臨床試験において，TCA に匹敵する抗うつ効果を有することが確かめられている[1,5]。臨床効果に優れ，副作用が少ないということになれば，SSRI が大変なヒット商品になったのもうなずけるところである。

著者らも，66名の大うつ病患者に対して，fluvoxamine 200mg/day を 6 週間にわたって（最初の 2 週間において50→100→200mg/day と漸増）投与し，その抗うつ効果を検討してみた。6 週間の試験を終了した54名の患者のうち，Montgomery Åsberg のうつ病評価スケールのスコアが50％以上低下した responder の比率は約65％（35名）であり，TCA と比較しても遜色ない成績であった[8,24]。しかし，この54名の患者のうち，嘔気，嘔吐のみられた患者は29％（16名）に及び，この消化器系の副作用のために

服薬を継続するのに難渋する患者がいることも事実である[20]。この嘔気, 嘔吐の出現頻度については, Wagnerら[23]が報告した15.7%（34,000例あまりの患者において調査した）よりもかなり高くなっている。これは, Wagnerら[23]が調査した患者の約半数では, fluvoxamineの投与量が100mg/dayと比較的少量であったためと考えられる。Fluvoxamine 50〜150mg/dayを投与して行った二重盲検試験[2]においても, 嘔気の出現頻度は23%であった。Paroxetineの場合にも, 臨床試験データベースによれば, 嘔気の出現頻度は22%に及んでいる[19]。このことから, SSRI投与により嘔気, 嘔吐がみられ服薬を継続できない患者がかなりの数にのぼると考えられる。また, SSRIが十分な抗うつ効果を有すると言っても, non-responderが4割程度存在するのも事実である。これらのSSRIで十分な治療を行うことができない患者に対しては, 別のタイプの抗うつ薬の投与を考えなければならない。SSRIを中止する際に最も注意しなければならない, SSRI退薬症候群について次項において述べる。

## 2. SSRI 退薬症候群について

Haddadの総説[6]によれば, SSRI退薬症候群を形づくる症状は極めて多岐にわたるが, 出現頻度の高い症状は, めまい, 嘔気, 倦怠感, 頭痛の4症状であると報告されている。その他の症状としては, 不安感や焦燥感, 知覚異常, 不眠, 発汗, 振戦などの症状があげられている。これらの症状の中で, めまいを中心とした平衡失調と知覚異常（電気が流れるようにピリピリするなど）は, SSRI退薬症状としてより特徴的なものであるが, それ以外の症状は, TCAの退薬症状としても認められるものである（表1）。

SSRI退薬症候群の出現頻度は, 各薬剤間で違いがあると言われている。Priceら[14]がイギリスにおける市販後安全性データを比較した研究によれば, 退薬症候群の報告は, 処方1,000件あたり, paroxetineにおいて0.3件と最も多く, fluvoxamine, sertralineでは0.03件, fluoxetineでは

表1　TCA と SSRI の退薬症状（文献6より引用）

1．TCA の退薬症状
- 消化器系と全般的な体調の不良（例：倦怠感，嘔気，頭痛）しばしば不安感や焦燥感を伴う
- 睡眠障害（例：不眠，夢の増加）
- 運動障害（例：アカシジア，パーキンソニズム）
- 行動の活発化（躁状態まで連続する）
- その他（例：不整脈）

2．SSRI による新たな退薬症状
- 平衡障害（例：めまい，運動失調，回転性めまい）
- 知覚障害（例：ショック様の感覚，知覚異常，しびれ）
- 攻撃的および衝動的行動（例：自殺および殺人についての考えが浮かぶ，万引き）

0.002件と最も少なかった。これらの退薬症候群の出現頻度は，医師の自主的な副作用報告に基づくものであり，実際の出現頻度はもっと高いと考えられる。例えば，Coupland ら[3]が行った後方視的研究によれば，paroxetine 投与を中止した50名の患者のうち10名（20％），fluvoxamine 投与を中止した43名のうち6名（14％）において退薬症候群が認められたが，fluoxetine を中止した20名の患者では退薬症候群は認められなかった。Oehrberg ら[12]の研究でも paroxetine を中止した55名の患者のうち19名（35％）において退薬症候群が認められた。このように，軽度〜中等度の SSRI 退薬症候群は決して稀なものではないと考えられ，注意が必要である。

　SSRI 退薬症候群の発生機序は以下のように考えられている。長期にわたる SSRI 投与によりシナプス間隙のセロトニン量が増加し，この結果シナプス後部のセロトニン受容体およびセロトニン自己受容体の down-regulation（受容体数の減少）が引き起こされる。そのため，SSRI が中断されることでシナプス間隙のセロトニン量が急激に低下すると，一時的にセロトニン神経伝達の機能不全が起こり，これが退薬症候群につながるとされている[18]。この発生機序についての仮説に従えば，より強力なセロト

ニン再取り込み阻害能を有するSSRIを長期にわたって多量に投与し，急速に中断した場合に退薬症候群は起こりやすいと考えられる。SSRIの中でもparoxetineはセロトニン再取り込み阻害力価が高く，血中半減期は21時間とfluoxetineの84時間よりもかなり短いため，退薬症候群の発生頻度が高いのかもしれない[18]。Paroxetineの高用量（40mg/day）を長期にわたって処方している患者では，薬剤を変更する際に注意が必要と考えられる。

### 3．SSRIからmilnacipranへどのように切り替えるか

SSRIについての前置きがやや長くなってしまったが，milnacipranへ切り替える他の抗うつ薬として頻度が高いのはSSRIであろうと思われるので，やや詳しく述べさせてもらった。著者は，その地域においては1つしかない精神科病院に勤務しているため，近くの開業医や総合病院の一般診療科からうつ病患者をよく紹介される。前医の処方内容をみると，大半はSSRIが処方されている。以前はsulpirideや少量のTCAを処方されていることが多かったが，最近ではSSRI一辺倒と言っていいほどである。SSRIが十分な効果をもたらさない場合，一般診療科の医師は次にどんな抗うつ薬を処方するべきか，また，どのように切り替えるのか戸惑ってしまうのだろうと思う。本稿がそのような一般診療科の医師の参考になればありがたいと考える。

SSRIが十分な抗うつ効果をもたらさない場合，次に選択する抗うつ薬は，セロトニン再取り込み阻害作用とは異なる薬理作用をあわせ持つ薬剤が望ましいと考えられる。Milnacipranは，セロトニン再取り込み阻害作用とともにimipramineと同等のノルアドレナリン再取り込み阻害作用を有することから[10]，SSRIのnon-responderに対しても効果をもたらす可能性がある。また，milnacipranによる嘔気，嘔吐の発生頻度は，100mg/day（2分服）を投与した1,871名において11.2％であり，プラセボ投与患者における嘔気，嘔吐の発生頻度とほとんど差がなかった[15]。このことか

ら，SSRIにより嘔気，嘔吐がみられた患者に対してもmilnacipranを投与することが可能であると考えられる。

　SSRIからmilnacipranへ切り替える際に最も問題となるのは，各薬剤のどの程度の投与量を置き換えるかということだろう。著者の知るところ，SSRIからmilnacipranへの薬物切り替えについての問題を，多数の症例において検討した臨床研究はこれまでにない。そのため，エビデンスに基づいて推奨できる方法はなく，milnacipranとSSRIの臨床効果を比較した二重盲検試験の結果から，おおよその置換量を推定せざるを得ない。これまでに行われたmilnacipranとfluvoxamineおよびfluoxetineとの二重盲検試験の結果では，milnacipran 100mg/day（2分服）の有効性はfluvoxamine 200mg/day（2分服）よりも有意に高く，fluoxetine 20mg/day（1回投与）とほぼ同等であった[11]。Milnacipranとparoxetineの有効性を比較した試験はないが，paroxetine 20mg/dayとfluoxetine 20mg/dayの有効性は同等とする試験結果[22]があることから，paroxetine 20mg/day程度がmilnacipran 100mg/dayの有効性に相当すると考えることができる。

　上述したSSRIからmilnacipranへの臨床効果からみた等価換算量を念頭に置いて，SSRIからmilnacipranへの薬物切り替えにおける問題点を自験例を通して考えてみたい。

## II．症 例 検 討

### 1．Fluvoxamineからmilnacipranへ切り替えを行った3症例
<u>症例1　44歳，女性，サービス業</u>

　夫と23歳の長男，18歳の長女と暮らしている。主婦のかたわらサービス業に従事している。これまでに精神科既往歴はない。

　約1年前から神経症の診断にて産婦人科クリニックへ通院していた。X年7月，頭重感，動悸が強くなり，産婦人科クリニックよりfluvoxamine 50mg/day（2分服）が処方された。症状は改善せず，過呼吸発作もみら

れたために当院を紹介された。

　初診時，不安感が強く，抑うつ的であり，食欲低下，不眠も認められた。疲れやすいためここ1週間仕事を休んでいるとのことであった。パニック障害を伴う大うつ病と診断した。

　Fluvoxamine が無効であったために中止し，milnacipran 50mg/day（2分服）を処方した。1週後，気分がだいぶ楽になり，食欲も出てきたため，50mg/day→100mg/day（2分服）へ増量した。その後の経過は順調で，2ヵ月後にはうつ症状は全くなくなり，仕事も普通にできるようになった。1年が経過した現在も milnacipran 100mg/day を継続しており，うつ病の再発はない。

　<u>症例2　69歳，男性，無職</u>

　40年間運転手として勤務し，退職後は妻と息子夫婦と生活している。これまでに精神科既往歴はない。4～5年前より，腰椎椎間内障，前立腺肥大症の診断にて近医へ通院している。

　X年2月より歯の治療を受け，結局総入れ歯を作ることになった。この頃より時々不眠を訴え，近医から睡眠薬を処方されるようになった。3月になっても不眠や不安感が軽減しないため当院を紹介され受診した。

　初診時，不安感が強く，イライラしている様子であった。自分の歯が1本もなくなってしまったことがショックだったようである。元来，神経質な性格の人である。中途覚醒型の不眠，食欲低下も認められ，軽度の大うつ病と診断した。

　不安感が目立つことから，fluvoxamine 50mg/day（2分服）を処方した。10日間服用したが中途覚醒が続き，食欲もないため fluvoxamine を中止して milnacipran 50mg/day（2分服）を処方した。2週後受診時には，表情が明るくなり，不安感も軽減していた。食欲も少しずつ出てきたとのことであった。高齢であることと前立腺肥大を有することから，milnacipran は50mg/day を継続することにした。6週後にはうつ症状はなくなり，不眠や食欲低下も消失した。その後も milnacipran 50mg/day（2

分服）を継続しており，うつ病の再発はみられない。また，排尿障害は起こらなかった。

症例3　65歳，女性，無職

26年前に離婚し，その後会社員として働き2人の子供を育ててきた。娘は嫁いだため，37歳になる息子と2人で暮らしている。26年間勤めた会社を前年の12月に定年退職した。精神科既往歴はこれまでにない。

前年の12月に会社を定年退職した頃より気分が憂うつとなり，食欲がなく，不眠がちとなった。これらの症状が増悪したため，X年5月に総合病院精神科外来を受診した。Fluvoxamine 100mg/day（2分服）を2週間ほど服用したが症状が改善せず，入院を希望して当院を紹介され受診した。

初診時，表情は抑うつ的であり，元気がなく家事も手につかないとのことであった。食欲低下が著明であり，ここ1〜2ヵ月で体重が6kg減少した。入院を希望していたが，精神科病棟に対する抵抗感が強いため外来治療を行うことにした。

Fluvoxamine 100mg/dayを中止し，milnacipran 50mg/day（2分服）を処方した。10日後受診時には，抑うつ気分に改善がみられたため100mg/dayへ増量した。5週後受診時には，食欲も出てきて夜間中途覚醒もみられなくなった。意欲低下などのうつ症状はまだあるものの，調子がだいぶよくなったため，通院に便利な前医のもとへ通うことになった。Fluvoxamineの退薬症状はみられなかった。

［考察］

ここに呈示した3症例においては，fluvoxamine 50〜100mg/dayを中止し，milnacipran 50mg/dayへone stepで切り替えた。Fluvoxamineの退薬症状は特にみられず，milnacipranへ変更後うつ症状に改善が認められ，治療がうまくいった症例である。3症例とも処方されていたFluvoxamineが50〜100mg/dayと比較的少量であり，投与期間も短かったことからmilnacipranへの切り替えがスムーズにいったと考えられる。前項で述べたように，fluvoxamine 150〜200mg/day程度がmilnacipran 100mg/

day と臨床効果の点からつり合うと考えれば，fluvoxamine 75〜100mg 程度を milnacipran 50mg へ切り替えることを1つの目安にできるだろう。今回呈示した3症例では，前投与されていた fluvoxamine が比較的少量であったため one step で milnacipran へ切り替えたが，fluvoxamine 200mg/day 程度が処方されていた場合は慎重に対処する必要がある。Fluvoxamine 200mg をいきなり中止し，milnacipran 100mg/day へ置き換えるのは少し乱暴であろう。このような場合は，fluvoxamine 100mg 程度を milnacipran 50mg へ切り替え，1〜2週後，様子をみて，残りの fluvoxamine 100mg を milnacipran へ切り替える two step の切り替え方法がよいと考えられる。

### 2．Paroxetine から milnacipran へ切り替えを行った2症例

症例4　30歳，女性，事務員（図1）

高校を卒業し，4年前より事務職員として働いている。妹が1人いるが独立しており，両親と3人で暮らしている。

十代の頃より，人前で緊張しやすく，満員電車の中で急に動悸や発汗が

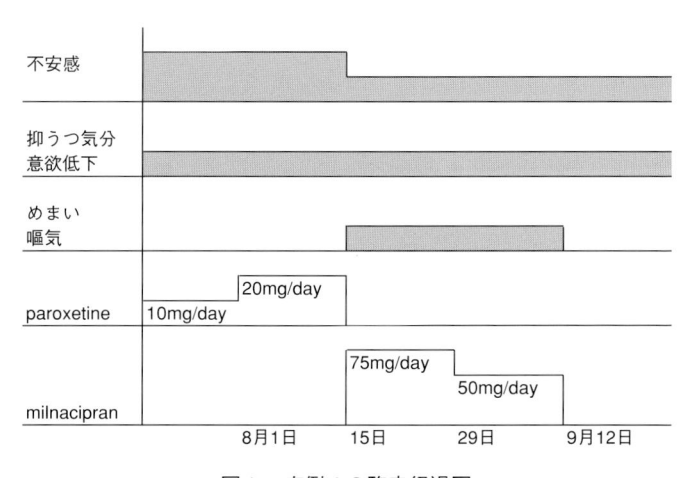

図1　症例4の臨床経過図

みられたことがあった。職員の勤務評価が厳しくなり，人前での緊張が強くなった。X年5月になると不安感が強くなり，動悸や頭痛もみられるため，5月11日当院を受診した。

　初診時，不安，緊張感が強かった。やや抑うつ的であったが大うつ病の診断基準には達しなかった。神経症と診断し，paroxetine 10mg/day を投与した。2週後受診した時には，不安感が軽減し，気分も楽になったと話していた。その後経過は順調であったが，7月に入ると再び不安感や抑うつ気分が強くなり，8月1日，paroxetine を20mg/day（1日1回）に増量した。8月15日受診時には，不安感はやや軽減したが，抑うつ気分や意欲低下に改善が認められないため，paroxetine 20mg/day を中止し，milnacipran 75mg/day（3分服）を処方した。8月29日受診時，薬剤変更後，めまいと軽い嘔気が続いていると訴えるため milnacipran 50mg/day（2分服）へ減量した。9月12日受診時，めまいと嘔気は消失していたが，意欲低下，食欲低下が続いているため milnacipran を中止した。その後，fluvoxamine 100〜150mg/day と nortriptyline 50〜75mg/day を併用し，10月に入ると不安感や抑うつ気分，意欲低下に改善がみられた。8ヵ月が経過した現在までにうつ症状の再発はない。

　<u>症例5　60歳，女性，農業</u>

　家業である農業のかたわら，賄い婦などの仕事をしてきた。夫，娘夫婦と暮らしている。3年前，うつ病を発症したため，当院で4ヵ月間の入院治療を受けた。その後外来通院を続け，trazodone 100mg/day などで治療を受けていた。

　X年3月，賄い婦の仕事を退職した。4月に入ってからうつ症状が再発し，抑うつ気分，意欲低下，不安感が目立ったため，5月7日 trazodone 100mg/day を中止し，paroxetine 10mg/day が処方された。5月29日診察時，うつ症状に改善がみられないため，20mg/day へ増量した。意欲低下が著しく，農作業が手につかないため1週後の6月6日再受診した。Paroxetine を10mg追加処方し，合計で30mg/day とした。6月12日受診時も

うつ症状に改善がみられないため，paroxetine 30mg/day を中止し，milnacipran 75mg/day（3分服）を処方した。薬物変更2週後の6月26日の受診時には，意欲低下に著明な改善がみられたため，milnacipran を100mg/day へ増量した。8月に入るとうつ症状はみられなくなり，寛解状態となった。その後，milnacipran 100mg/day を継続しており，うつ病の再発はない。

［考察］

症例4の場合には，当初 paroxetine が著効していたが，うつ症状が再燃したため milnacipran へ切り替えた。Paroxetine 20mg/day を milnacipran 50mg/day へ切り替えるには少し不安があったため75mg/day を処方した。しかし，薬物切り替え後，めまいや嘔気などの症状がみられた。Paroxetine 投与中には嘔気はまったくなかったため，milnacipran の副作用であろうかといぶかしく思った。結局 milnacipran を50mg/day へ減量し，薬物切り替え4週後にはめまいと嘔気はみられなくなった。Coupland らの報告[3]によれば，SSRI 退薬症候群は，平均で11.8日，症例によっては21日間持続するとされている。そのため，この症例においてみられためまいと嘔気は，milnacipran の副作用であったのか，SSRI 退薬症状であるが薬物切り替え後4週間が経過して自然に消失したものか，判断が難しい。めまいという SSRI 退薬症候群により特徴的な症状がみられたことから，薬物切り替え後にみられためまいと嘔気が SSRI 退薬症状であった可能性は否定できない。患者の側からは，milnacipran の副作用と受け取られたため，50mg/day から増量することができなくなり，milnacipran を中止せざるを得なくなった。

これに対し，症例5の場合には，paroxetine 30mg から milnacipran 75mg へ切り替えたものの SSRI 退薬症状はなく，その後 milnacipran を100mg/day へ増量し，うつ症状は改善した。SSRI 退薬症候群は，SSRI 長期投与によるセロトニン受容体の変化がその背景にあると考えられ，SSRI の投与期間が8週未満の患者で起こることは稀だと言われている[6]。この

症例では，paroxetine の服用期間が約 4 週間と短かったことから退薬症状が起こらなかったのかもしれない。

呈示した 2 症例についての考察をまとめると，paroxetine 20～30mg/day を 8 週以上にわたって服用している患者において，one step で milnacipran 50～100mg/day へ置き換えることには慎重でなければならないと考える。Paroxetine 10～15mg 程度を milnacipran 50mg へ置き換えることを目安に，1～2 週間の間隔をおいて two step で置き換える方がより安全であろう。SSRI 退薬症状が新しく投与した milnacipran の副作用，あるいはうつ症状の悪化に伴う身体症状と誤認されてしまう可能性があり，注意が必要である。

最後に，上述した考察は著者の数少ない臨床経験に基づくものであり，十分なエビデンスを有するものではないことをおことわりしておかねばならない。SSRI から milnacipran などのセロトニン，ノルアドレナリン再取り込み阻害薬（SNRI）へ切り替えることは臨床の現場ではよくあることであり，今後臨床研究が進展し，より適切な薬物切り替えの方法が明らかになることが望まれる。

## Ⅲ. TCA から milnacipran へ切り替える際の注意点

### 1. TCA から milnacipran へ切り替えるのはどのような症例か

TCA は，imipramine が 1959 年に発売されて以来，40 年余りにわたって使用されてきた代表的な抗うつ薬である。優れた抗うつ効果を有するものの，抗コリン性の副作用が強く，また，大量服薬時に心毒性がみられるため安全性の面で難点がある。SSRI が登場し，抗うつ薬の主役の座を明け渡したかにみえる TCA ではあるが，重症のうつ病患者の治療には現在でもなくてはならない薬剤である。

代表的な TCA である imipramine のセロトニンならびにノルアドレナリン再取り込み阻害力価は，それぞれ milnacipran の再取り込み阻害力価と

同等である[10]。また，milnacipran 100mg/day は TCA 150mg/day とほぼ同等の臨床効果を有すると報告されている[9]。TCA の中でも clomipramine は例外的にセロトニン再取り込み阻害作用が強力であるが，nortriptyline, desipramine 等はノルアドレナリン再取り込み阻害作用がセロトニン再取り込み阻害作用よりもずっと強力である[16]。TCA はムスカリン性アセチルコリン受容体（mAchR），ヒスタミン $H_1$ 受容体，ノルアドレナリン $\alpha_1$ 受容体等の各種受容体に拮抗作用を有しており，この作用が，口渇，便秘，眠気，起立性低血圧などの副作用を引き起こす。また第2章の記事で述べたように，TCA は薬物代謝能力の個人差が原因となって，血中濃度の個人差が極めて大きくなる。そのため，比較的少量の TCA（50～75mg/day）であっても副作用が強く現れ，服薬できない患者が稀ならずみられる。TCA が有効であるものの，薬剤の忍容性の問題から十分量を投与できない患者では，TCA から milnacipran への切り替えを考えてもよいだろう。Milnacipran は，TCA と比べて抗コリン性の副作用が少なく，薬剤の忍容性に優れることから，十分な抗うつ効果を発揮する投与量まで増量することが可能である。

次に，TCA など何種類かの抗うつ薬を試してみても寛解に到らない難治性うつ病に対する milnacipran 投与の可能性について考えてみる。井上ら[7]は「少なくとも2種類の三環系あるいは四環系抗うつ薬による治療を十分な用量で十分な期間行ったにもかかわらず，うつ症状の十分な改善がみられないとき，難治性うつ病と診断する」と述べている。Milnacipran の難治性うつ病に対する治療効果はこれまでに調べられてないが，milnacipran と同様に SNRI に属する venlafaxine についてはいくつか報告がある。Poirier ら[13]は，2種類の抗うつ薬の十分量（そのうちの1つは clomipramine 100～150mg 相当）を8週にわたって投与してもハミルトンうつ病評価スケール（17item）の点数が18点以上の難治性うつ病患者に対して，venlafaxine 200～300mg/day（61名），paroxetine 30～40mg/day（62名）のいずれかを投与する二重盲検試験を行った。この研究成績によれ

ば，ハミルトンうつ病評価スケールの点数が10点未満に低下し寛解に到った患者は，venlafaxine 投与群で42.3％，paroxetine 投与群で20.0％であり，venlafaxine の有効性が有意に高かった。このように，難治性うつ病に対して SNRI が効果を示す可能性があり，TCA の十分量に反応しない患者に対して，SNRI である milnacipran を試してみる価値はあるだろう。

## 2．TCA から milnacipran へ切り替える際の注意点

表1に示したように，SSRI と同様に，TCA においても退薬症候群が報告されている[4]。TCA は，SSRI や SNRI とは異なって強い抗コリン作用を有している。長期にわたる TCA 投与により mAchR が遮断され，その結果受容体の up-regulation が引き起こされる。そのため TCA の中断により mAchR の遮断作用が消失すると，ムスカリン性アセチルコリン神経系の過活動が起こり（cholinergic rebound），下痢，嘔気，腹痛など消化管の活動性亢進による症状が起こると考えられる[4]。TCA の中でも amitriptyline と clomipramine は抗コリン作用がより強力である[16]ことから，薬物切り替えに際しては cholinergic rebound について留意する必要がある。

TCA はセロトニンやノルアドレナリン再取り込み阻害作用だけでなく，各種受容体の拮抗作用を有するため，SNRI や SSRI へ変更する際には，薬理作用のたし算ではなく，引き算になることを考えておかねばならない。薬物の切り替えにより，セロトニンやノルアドレナリン再取り込み阻害作用の低下が起これば，うつ症状が悪化する可能性も考えられる。著者らは，TCA から SSRI である fluvoxamine へ薬物切り替えを行ったことにより，急速にうつ症状が悪化した症例を報告した[17]。この症例では，ノルアドレナリン再取り込み阻害作用が失われることが症状悪化に関連すると考えた。

Milnacipran は，imipramine とほぼ同等のセロトニンおよびノルアドレナリン再取り込み阻害作用を有しているが，*in vivo* における研究では別

の意見もある。高橋ら[21]は，brain dialysis法を用いて，ラット前頭内側部の細胞外モノアミン動態に及ぼすmilnacipranとimipramine（各10mg/kg腹腔内投与）の効果を検討した。その研究成績によれば，milnacipran投与により細胞外セロトニン濃度はimipramine投与と同程度に増加したが，細胞外ノルアドレナリン濃度の増加は，imipramineと比較して有意に小さかった。これは，imipramineが生体内では強力なノルアドレナリン再取り込み阻害作用を有するdesipramineに代謝されるため，ノルアドレナリン再取り込み阻害作用が増強したことによると考えられる。この研究成績から考えると，症例によっては，imipramine 150mg/dayをmilnacipran 100mg/dayへ切り替えるとノルアドレナリン再取り込み阻害作用が減弱することも考えられる。場合によっては，milnacipran 150mg/day程度への切り替えが必要なのかもしれない。切り替える際には，one stepではなく，半量程度ずつtwo stepで切り替える方が望ましいであろう。

## おわりに

SSRIならびにTCAからmilnacipranへ切り替えを行う際の注意点を症例検討をまじえて解説した。本文の中でも述べたように，SSRIが広範囲に使用されるようになったため，SSRIのnon responderに対してSNRIであるmilnacipranを使用する機会も増えてくると思われる。SSRI退薬症候群は，次に使用したmilnacipranの副作用と誤認される可能性もあり注意が必要である。

薬物切り替えにおける問題は，systematicな臨床研究の対象にすることが難しく，情報が極めて乏しいのが実状である。1例，1例の症例報告の積み重ねが重要ではないかと考えられた。

第 4 章　他の抗うつ薬から milnacipran へ切り替える際の注意点　61

## 文　献

1 ) Amin, M. M., Ananth, J. V., Coleman, B. S. et al. : Fluvoxamine : anti-depressant effects confirmed in a placebo-controlled international study. Clin. Neuropharmacol., 7 (suppl. 1) : s312-319, 1984.
2 ) Claghorn, J. L., Earl, C. Q., Walczak, D. D. et al. : Fluvoxamine maleate in the treatment of depression : A single-center, double-blind, placebo-controlled comparison with imipramine in out patients. J. Clin. Psychopharmacol., 16 : 113-120, 1996.
3 ) Coupland, N. J., Bell, C. J., Potokar, J. P. : Serotonin reuptake inhibitor withdrawal. J. Clin. Psychopharmacol., 16 : 356-362, 1996.
4 ) Disalver, S. C., Greden, J. F., Snider, R. M. : Antidepressant withdrawal syndromes : Phenomenology and pathophysiology. Int. Clin. Psychopharmacol., 2 : 1-19, 1987.
5 ) Feighner, J. P., Cohn, J. B., Fabre, Jr. L. F. et al. : A study comparing paroxetine placebo and imipramine in depressed patients. J. Affect. Disord., 28 : 71-79, 1993.
6 ) Haddad, P. : Newer antidepressants and the discontinuation syndrome. J. Clin. Psychiatry, 58(suppl. 7) : 17-21, 1997.
7 ) 井上　猛, 泉　剛, 本間祐士他 : 抗うつ薬に治療抵抗性のうつ病の実体とその治療戦略——自験例における調査結果と治療抵抗性うつ病の段階的治療に関する試案. 精神経誌, 98 : 329-342, 1996.
8 ) Ito, K., Yoshida, K., Sato, H. et al. : A variable number of tandem repeats in serotonin transporter gene does not affect the antidepressant response to fluvoxamine. Psychiatry Res., 111 : 235-239, 2002.
9 ) Kasper, S., Pletan, Y., Solles, A. et al. : Comparative studies with milnacipran and tricyclic antidepressants in the treatment of patients with major depression : a summary of clinical trial results. Int. Clin. Psychopharmacol., 11(suppl. 4) : 35-39, 1996.
10) 北村佳久, 長谷　忠, 高尾勝幸他 : 新規抗うつ薬 Milnacipran の薬理学的作用の検討. 神経精神薬理, 17 : 25-34, 1995.
11) López-Ibor, J., Guelfi, J. D., Pletan, Y. et al. : Milnacipran and selective serotonin reuptake inhibitors in major depression. Int. Clin. Psychopharmacol., 11(suppl. 4) : 41-46, 1996.
12) Oehrberg, S., Christiansen, P. E., Behrke, K. et al. : Paroxetine in the treatment of panic disorder : a randamized double-blind placebo-controlled study. Br. J. Psychiatry, 167 : 374-379, 1995.

13) Poirier, M. F., Boyer, P. : Venlafaxine and paroxetine in treatment-resistant depression. Br. J. Psychiatry, 175 : 12-16, 1999.
14) Price, J. S., Waller, P. C., Wood, S. M. et al. : A comparison of the post-marketing safety of four selective serotonin reuptake inhibitors including the investigation of symptoms occurring on withdrawal. Br. J. Clin. Pharmacol., 42 : 757-763, 1996.
15) Puech, A., Montogomeny, S. A., Prost, J. F. et al. : Milnacipran, a new serotonin and noradrenaline reuptake inhibitor : an overview of its antidepressant activity and clinical tolerability. Int. Clin. Psychopharmacol., 12 : 99-108, 1997.
16) Richelson, E. : Synaptic effects of antidepressants. J. Clin. Psychopharmacol., 16 (suppl. 2) : 1S-9S, 1996.
17) Sato, K., Yoshida, K., Higuch, H. et al. : Rapid deterioration of depressive symptoms in a patient with depression affer swithching from a TCA to an SSRI. J. Neuropsychiatry Clin. Neurosci., 14 : 357, 2002.
18) Schatzberg, A. F., Haddad, C. P., Kaplan, E. M. et al. : Possible biological mechanisms of serotonin reuptake inhibitor discontinuation syndrome. J. Clin. Psychiatry, 58 (suppl. 7) : 23-27, 1997.
19) Smith Kline Beecham Pharmaceutical : Paroxetine Product Monograph. Smith Kline Beecham, 1997(Data on file).
20) Takahashi, H., Yoshida, K., Ito, K. et al. : No association between the serotonergic polymorphism and incidence of nausea induced by fluvoxamine treatment. Eur. Neuropsychopharmacol., 12 : 477-481, 2002.
21) 高橋義人, 小山　司：ラット前頭前野内側部細胞外モノアミン動態に及ぼす Milnacipran (TN-912) 急性投与の影響. 基礎と臨床, 29 : 27-32, 1995.
22) Tignol, S. : A double-blind randamized fluoxetine-controlled multicenter study of paroxetine in the treatment of depression. J. Clin. Psychopharmacol., 13 (suppl. 2) : 18-22, 1993.
23) Wagner, W., Zabomy, B. A., Gray, T. E. : Fluvoxamine. A review of its safety profile in world-wide studies. Int. J. Psychopharmacol., 9 : 223-227, 1995.
24) Yoshida, K., Ito, K., Sato, K. et al. : Iufluence of serotonin transporter gen e-linked polymorphism region on the antidepressant response to fluvoxamine in Japanese depressed patients. Prog. Neuro-psychopharmacol. Biol. Psychiatry, 26 : 383-386, 2002.

第5章

# Milnacipran の高齢者に対する投与方法

吉 田 契 造

## I．老年期うつ病薬物治療における諸問題

　うつ病は，老年期精神障害の中で痴呆と並んで頻度の高い疾患である。抑うつ症状を呈する老人の割合は高齢になるほど増加することが示されており[12]，高齢化が進みつつある現在，老年期うつ病の治療は重要性を増しつつある。老年期うつ病の薬物治療には，若年から壮年期の患者を治療する場合に比べて慎重な配慮が必要となる。高齢患者では，肝臓における薬物代謝能および腎臓における薬物排泄能が低下しており，非高齢患者と等用量の抗うつ薬を投与すると血中濃度がより上昇して副作用が発現しやすい。また，高齢患者は身体疾患を合併している可能性が高く，その治療薬と抗うつ薬との相互作用が問題となるからである。

　従来の抗うつ薬は，程度の差はあるもののヒスタミン $H_1$ 受容体・ムスカリン性アセチルコリン受容体・アドレナリン $\alpha_1$ 受容体に対する拮抗作用を持っていた。高齢患者においては，ヒスタミン $H_1$ 受容体拮抗作用による眠気，ムスカリン性アセチルコリン受容体拮抗作用による口渇・便秘，アドレナリン $\alpha_1$ 拮抗作用による起立性低血圧・めまいといった副作用が発現しやすく，抗うつ薬を十分に増量できない事態がしばしば経験された。選択的セロトニン再取り込み阻害薬（SSRI）の登場により，上記のような副作用は顕著に軽減したが，SSRI である fluvoxamine は cytochrome P450（CYP）1A2およびCYP2C19に，paroxetineはCYP2D6に対して強力な阻害作用を有するため[3]，身体疾患治療薬と併用する際に相互作用が問題となる場合がある。

本稿では，最も新しい世代の抗うつ薬（セロトニン・ノルアドレナリン再取り込み阻害薬：SNRI）であるmilnacipranについて，高齢者におけるpharmacokineticsおよびpharmacodynamicsに関する情報と，抗うつ効果および副作用の特徴について説明し，我々が実際に体験したうつ病の症例を呈示する。老年期うつ病患者にmilnacipranを投与する場合の参考となれば幸いである。

## II. 高齢者における milnacipran の pharmacokinetics

Milnacipranは，肝臓にて主としてグルクロン酸抱合され，未変化体および代謝物の大部分が腎臓から尿中に排泄される。肝臓のグルクロン酸抱合能は加齢に伴い大きく変化することはないが，腎排泄能は加齢に伴い低下してゆく。そのため，高齢者ではmilnacipranの薬物動態に変化が生じる。Puozzoら[7]は，68歳から91歳までの高齢患者21人に対してmilnacipran 50mgを単回投与したところ，最高血漿中濃度（$C_{max}$）および血漿中濃度時間曲線下面積（AUC）は健常非高齢者に対して約20％ほど増加し，また消失速度が約10％減少したと報告した。このように高齢者ではmilnacipranのpharmacokineticsに変化が生じるものの，非高齢者との差は小さい。そのため，開発元であるPierre Fabre社では，腎機能障害を合併している場合を除き高齢者における用量調節を求めていない。

日本で行われた臨床試験[5]では，66歳から76歳の健常高齢者8名に対してmilnacipran 15mgを単回投与したところ，健常非高齢者に比較して$C_{max}$は1.1倍，AUCは1.3倍に増加し，$T_{1/2}\beta$は1.2倍に延長した。この研究結果は前述のPuozzoら[7]のデータと類似しているが，最も高値を示した患者では$C_{max}$，AUCともに非高齢者平均値の約1.7倍に達していた。ま

た，国内で行われた65歳以上の高齢患者26名を対象としたオープン試験（投与量は30〜90mg/day）では，90mg/dayへ増量した症例の中で中等度以上の改善を示した者がいなかった[11]。このような研究結果を背景に，日本における高齢患者への投与量は，初期投与量30mg/dayから最大60mg/dayまで（分割投与）と設定されている。

### III. 高齢者におけるmilnacipranのpharmacodynamics

高齢者に抗うつ薬を投与する場合には，認知および精神運動機能に及ぼす影響を十分に考慮しなければならない。三環系抗うつ薬はこれらの機能に悪影響を及ぼす[2,9]。実生活上では，amitriptyline 125mg/day相当の三環系抗うつ薬を服用している高齢患者が交通事故に巻き込まれるリスクは，一般高齢者の5.5倍にもなると報告されている[8]。また，偶発的事故の加害者となった高齢者の血液から三環系抗うつ薬が検出される頻度は，被害者となった高齢者から検出される頻度に比べて有意に高い[1]との報告がある。

Hindmarchら[4]は，66歳から80歳（平均年齢71.6歳）の健常高齢者12人に対してmilnacipran 75mg/day，amitriptyline 50mg/day，placeboを投与し，複数の精神測定検査を行う二重盲検交差比較試験の結果を報告した。その結果，amitriptyline投与時には大部分の検査においてプラセボ投与時より成績が悪化した。一方，milnacipran投与時にはプラセボ投与時の成績を下回る検査はなく，覚醒水準の指標として用いられるフリッカー値では，プラセボ投与時の成績を上回った。この研究から，高齢者に75mg/dayのmilnacipranを投与しても，三環系抗うつ薬投与時にみられるような認知および精神運動機能の障害は発現しないものと考えられる。

## IV. 高齢者における milnacipran の抗うつ効果と副作用の特徴

 まず，milnacipran の高齢者に対する抗うつ効果について述べる。Tignol ら[13]は，65〜90歳の高齢大うつ病患者219名に対して milnacipran 50mg 1日2回と imipramine 50mg 1日2回を投与する二重盲検比較試験を行った。その結果，試験終了時点（投与開始から8週間後）において，milnacipran は imipramine と同様の抗うつ効果を示したと報告している。国内では高齢患者を対象とした二重盲検比較試験は行われていないが，高橋らの行ったオープン試験[11]により，高齢患者にも十分な臨床効果が期待できることが示されている。

 次に，副作用について記す。旭化成株式会社の社内集計によると，milnacipran 承認時点で全患者（467症例）を対象とした場合の副作用発現率は32.1%であり，主なものは口渇7.5%，悪心・嘔吐6.0%，便秘5.8%，眠気4.1%であった。65歳以上の患者のみ（60症例）を抽出して解析すると，主たる副作用（便秘13.3%，口渇10.0%，腹痛・発汗・悪心各3.3%）は異なるものの，全体としての副作用発現率は30.0%であり，全患者を対象とした場合と大差がない（複数臨床試験の総合成績のため，投与量は均一ではないが，65歳以下の患者では最大で225mg/day，65歳以上の患者では最大で150mg/day である）。

 一方，海外で行われた臨床試験における，高齢者と非高齢者の副作用の比較を示したのが図1である。黒いバーは Puech ら[6]の meta-analysis に基づくもので，対象となっている患者は milnacipran 50mg 1日2回を服用した患者1,871名であり，大部分は非高齢者である。白いバーは，Tignol ら[13]が行った二重盲検比較試験に基づくもので，服薬量は50mg 1日2回であり，対象となっている患者は65〜90歳（平均年齢74.0歳）の高齢患者112名である。国内での臨床試験と同様に，高齢患者では口渇，便秘の発現率が非高齢患者に比べて高く，逆に嘔気の出現率は低い傾向が示されて

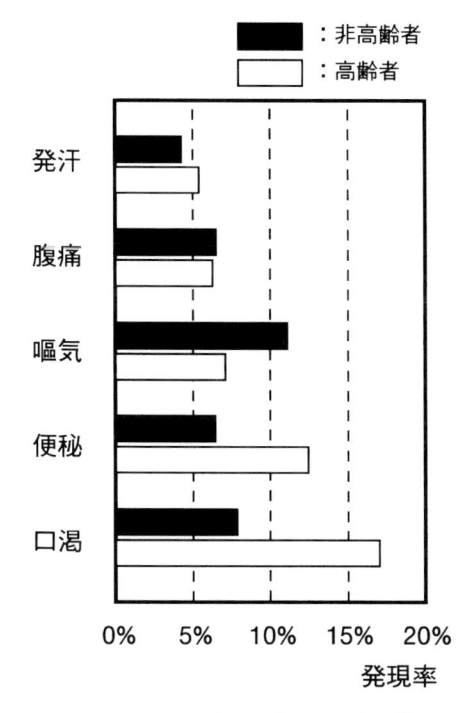

図1 海外の臨床試験における高齢患者と非高齢患者の副作用の比較
Puech ら(1997)[6], Tignol ら(1998)[13]より改変

いる．全体的にみると，非高齢患者と高齢患者の間で副作用に大差はない[10]。

## V. 症例検討

### 1. Milnacipran の低用量投与（30mg/day）により十分な抗うつ効果がみられた大うつ病の1症例

症例1　79歳，女性，無職

サラリーマンの夫と結婚し，専業主婦として生活してきた．二子をもうけたが，既に独立している．他県で生活していたが，高齢となったた

め，3年前に実家のある秋田県に移り住んだ。7年前に乳がんのため右乳房切除術を受けた。精神科既往歴はない。

　X年Y月に，寝たきりであった夫が肺炎のため死亡し，一人暮らしとなった。Y＋3月頃から，不安感，抑うつ気分，意欲低下などのうつ症状がみられるようになった。食欲低下が目立ち，近医にて点滴を受けていた。Fluvoxamine 50mg/day を投与され3週間ほど服用したが効果なく，Y＋4月にA病院精神科を紹介され受診した。初診時には，表情は抑うつ的であり，食欲低下と倦怠感が強かった。Fluvoxamine の投与を中止し，amoxapine 20mg/day を処方した。投与開始から1週間後には，患者は「食欲が出てきた」と喜んでいたが，さらに1週間が経過すると強い便秘が出現し，amoxapine の投与は中止せざるを得なくなった。かわりに，milnacipran 30mg/day（2分服）を処方した。

　Milnacipran の投与開始から3週間が経過すると，抑うつ気分や倦怠感は改善し，食事も三食きちんと摂れるようになった。便秘は消失した。Y＋7月（milnacipran 投与開始から8週間後）には，家事も普通にできるようになった。その後約1年が経過したが，抑うつ症状の再発はみられておらず，一人暮らしを続けている。

　［考察］

　この患者さんは，元来小柄でやせ型の女性であり，体重は35kgほどしかなかった。Amoxapine 20mg/day にて重度の便秘がみられたように薬物に対する忍容性が低かったが，milnacipran 30mg/day では特別な副作用はみられなかった。その一方，このような低用量でも十分な抗うつ効果が得られ，長期投与でも抑うつ症状の再発はみられていない。Milnacipran の高齢者に対する投与量は30〜60mg/day とされているが，著しく体重が低い症例などでは，30mg/day という低用量でも十分に有効な場合もあると考えられる。

## 2．Milnacipran の中等量投与（50mg/day）が有効であった大うつ病の1症例

症例2　67歳，女性，農業

中学卒業後，一貫して農業に従事してきた。13年前に夫が事故死してからは，長男夫婦と生活を共にしている。几帳面で神経質な性格の人物である。

4年前，自分の田畑が区画整理の対象になったことで思い悩み，それを契機にうつ病を発症した。A病院精神科を受診し，trazodone 100〜150mg/day を投与されていた。いったん抑うつ症状は軽快し，外来治療を続けていたが，農繁期になると無理に働きすぎ，それを契機に再び抑うつ的になることが多かった。

X年Y月，患者が「おっくうで疲れやすい，仕事がはかどらない」と訴えるため，それまで投与されていた trazodone 100mg/day（就寝前1回投与）に加えて，milnacipran 30mg/day（2分服）を投与した。処方変更から2週間が経過すると，患者は「おっくうさがとれてきた，体に元気がついてきた」と話していた。その後は抑うつ症状は軽減しており，農作業も順調にこなしていたが，X年Y+4月になると再び抑うつ的となり，倦怠感が強まってきた。そのため，milnacipran の投与量を50mg/day（2分服）へ増量した。増量から約4週間が経過すると，抑うつ症状は消退した。その後約10ヵ月が経過したが，抑うつ症状の再発はみられていない。

［考察］

この患者さんの場合，milnacipran 30mg/day の追加投与が有効であったが，この用量では抑うつ症状が再燃してしまった。そのため，milnacipran を50mg/day まで増量したところ，抑うつ症状は寛解に至り，その後10ヵ月にわたり再発はみられていない。30mg/day 程度の用量では，投与初期に有効にみえても，再発予防効果が十分ではない場合があると考えられる。症例1のごとく，低用量投与で長期的にも十分に有効な症例は存在するが，副作用さえなければ50〜60mg/day まで増量しておくほう

が，患者にとって有益かもしれない．

### 3．Milnacipran の標準的投与量（75mg/day）を用いることにより寛解に到ったうつ病の1症例

症例3　78歳，女性，農業

　食道裂孔ヘルニアのため内服治療を受けているが，その他特別な既往歴はない．78歳という高齢にもかかわらず活発で，毎日農作業に出かけていた．1年前，夫が急病のため入院してしまい，退院後は施設に入所してしまった．その頃から，患者はあまり農作業に出かけなくなり，ぼんやり座り込んでいることが多くなった．家人は，夫がいなくなった寂しさのせいで，しばらくすれば回復するだろうと放置していた．ところが，約3ヵ月前から，さっき食事を食べたばかりなのにまた食べていたり，嫁の服を自分の服と間違えて着たりするといった異常な行動が目立つようになってきた．そのため，呆けたのではないかと心配した家人に伴われ，X年Y月にB病院精神科を受診した．診察時点で，患者は表情の変化に乏しく，問いかけても返事は少なかった．気力がわかなくて何もできないこと，特に朝方に気分が悪いことを途切れ途切れに語った．うつ病による仮性痴呆を疑い，内科から投与されていた maprotiline 10mg/day を中止するとともに milnacipran 30mg/day（2分服）の投与を開始した．1週間後の時点で抑うつ症状は改善しておらず，特別な副作用はみられなかったため，投与量を60mg/day（2分服）に引き上げた．Milnacipran 投与開始してから6週間が経過すると，患者の異常な行動は全くみられなくなった．医師や家人とも適切に会話ができるようになった．ただし，家人からみると以前に比べて今ひとつ活気に乏しいように見え，患者本人も農作業に取り組む意欲が十分回復していないと感じていた．そのため，milnacipran の投与量を75mg/day（3分服）に引き上げた．それから6週間後のX年Y+3月には，患者の意欲低下は寛解し，毎日農作業に出かけるようになっていた．診察時にもにこやかで活発な口調であり，初診時点とは見違えるようであ

第5章 Milnacipranの高齢者に対する投与方法　71

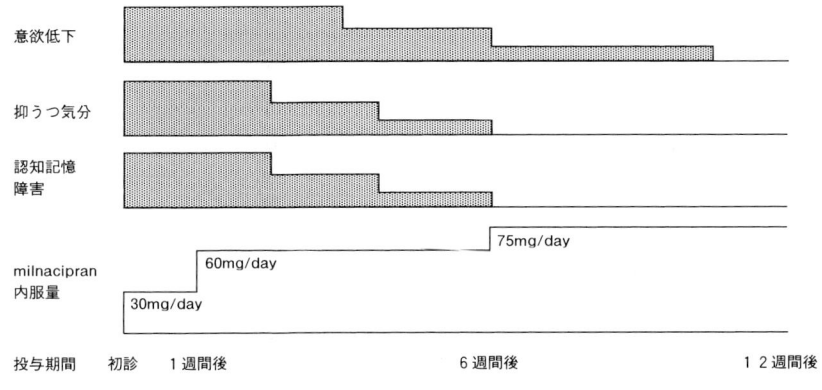

図2　Milnacipran 75mg/dayの投与により寛解に至った症例の経過図

った。本症例の経過を図2に示す。

［考察］

　症例3は，milnacipran 60mg/dayで抗うつ効果はみられたものの寛解に到らなかったが，さらに15mg/dayを追加することにより寛解に到った症例である。日本における高齢者の投与量（60mg/day）を上回る用量でないと寛解に到達しない高齢うつ病患者を，我々は他にも経験している。このような場合，75mg/day程度までの増量は試みるべきではないかと考える。

## 4．Milnacipranの高用量投与（100mg/day）により寛解に到った大うつ病の1症例

症例4　男性，91歳，無職

　身長170cm，体重60kgと，超高齢者としては非常に頑健な体格である。循環気質ではあったものの，これまで明らかな躁ないしうつ病相が出現したことはない。団体職員として働き，順調に出世して定年を迎えた。その後は再就職し，78歳で胃がんの手術を受けるまでは仕事を続けていた。聴力低下のためコミュニケーションにやや難があるものの，痴呆は明らかで

なく，庭いじりや小説を読むのを楽しみに生活していた。

　X年Y月初め頃から，全身倦怠感，不眠，食欲低下といった症状が出現し，家族ともあまり話をしないようになった。Y＋1月初めになると，患者は「この世に生きている価値がない，死にたい」と言うようになった。心配した家族は精神科受診を患者へ勧めたのだが，患者は「自分は気違いではない」と拒否した。Y＋1月中旬，患者は自宅で首を吊ろうとしているところを家族に発見された。家族は，嫌がる患者を無理矢理C病院精神科へ連れてきた。同日に医療保護入院となった。入院後は，milnacipran 50mg/day（2分服）の投与を開始した。投与開始してから2週間が経過した時点でも，切迫した希死念慮は持続しており，その一方で特別な副作用は出現していなかった。そのため，milnacipranを100mg/day（4分服）に増量した。増量してから2週間が経過すると，患者の希死念慮は徐々に改善し始めた。特別な副作用は発現しなかった。Milnacipranを100mg/dayに増量してから6週間（投与開始から8週間）が経過した時点で，患者の抑うつ症状は寛解しており，自殺企図についても「あのときは何であんな馬鹿なことをしたのだろう，自分でも不思議だ」と語っていた。入院から13週間で退院に至った。

　［考察］

　症例4では，初期投与量が50mg/dayと多い。体格や症状の重篤さを勘案した上で，25mg1日2回投与から治療を開始することにしたのである。この用量で2週間が経過しても切迫した希死念慮が持続しているため，100mg/dayへ増量したところ，抑うつ症状は寛解した。海外では高齢患者に対する用量調整が求められていないことを勘案すると，本症例のような重篤なうつ状態の場合は，高齢であっても，100mg/dayを投与することが必要な場合があると考えられる。なお，非高齢患者では50mg/dayから100mg/dayに一度に増量しても特別な問題は生じない場合がほとんどである。しかし高齢患者の場合は，副作用を慎重に観察するために，今回のような切迫した希死念慮が存在するなどの緊急事態を除けば，75

mg/day→100mg/day と徐々に増量を行うのが望ましいだろう。

お わ り に

　高齢者に対する milnacipran の投与方法を整理すると，以下のようになる。

　①超高齢，低体重，腎機能障害の合併，といった状況の患者さんについては，30mg/day の投与量で十分な効果が得られる場合があるだろう。また，このような患者さんの場合，さらに増量すると血中濃度が上昇しすぎることにより副作用が発現するおそれがあるので，注意が必要である。

　②非高齢者と高齢者の間で，薬物動態には平均的に大差がみられないと報告されている点を勘案すると，一般的な高齢者の場合，75mg/day 程度まで増量しても特別な問題はないと思われる。

　③抑うつ症状が非常に重度で切迫した希死念慮が存在するような場合，あるいは75mg/day までの投与量で抗うつ効果が不十分の場合には，100mg/day まで増量してみる価値がある。ただし，副作用に十分な注意が必要であり，増量も徐々に行うべきである。

　高齢者では身体疾患を合併して投薬を受けている患者が多いのみならず，その上に新たな身体疾患を発症する場合も多いと考えられる。SSRI そのものは副作用の少ない抗うつ薬ではあるが，SSRI 服用中の患者に生じた新たな身体疾患に対して新たな薬剤が投与された場合，CYP 阻害作用による薬物相互作用の結果，思わぬ副作用を生じせしめる可能性がある。この観点からみても，CYP 阻害作用を持たない milnacipran は，高齢患者に投与しやすい抗うつ薬であるといえるだろう。

文　　献

1 ）Currie, D., Hashemi, K., Fothergill, J. et al. : The use of anti-depressants and benzodiazepines in the perpetrators and victims of accidents. Occup. Med.(Lond), 45 : 323-325, 1995.

2) Fairweather, D. B., Kerr, J. S., Harrison, D. A. et al. : A double-blind comparison of the effects of fluoxetine and amitriptyline on congnitive function in elderly depressed patients. Hum. Psychopharmacol., 8 : 41-47, 1993.
3) Greenblatt, D. J., von Moltke, L. L., Harmatz, J. S. et al. : Drug interactions with newer antidepressants : role of human cytochromes P450. J. Clin. Psychiatry, 59(Suppl. 15) : 19-27, 1998.
4) Hindmarch, I., Rigney, U., Stanley, N. et al. : Pharmacodynamics of milnacipran in young and elderly volunteers. Br. J. Clin. Pharmacol., 49 : 118-125, 2000.
5) 中道　昇, 関野久之, 乃村昌臣他.：高齢者における塩酸ミルナシプランの薬物動態の検討. 臨床医薬, 11 : 133-143, 1995.
6) Puech, A., Montgomery, S. A., Prost, J. F. et al.:Milnacipran, a new serotonin and noradrenaline reuptake inhibitor : an overview of its antidepressant activity and clinical tolerability. Int. Clin. Psychopharmacol., 12 : 99-108, 1997.
7) Puozzo, C., Leonard, B. E. : Pharmacokinetics of milnacipran in comparison with other antidepressants. Int. Clin. Psychopharmacol., 11(Suppl. 4) : 15-27, 1996.
8) Ray, W. A., Fought, R. L., Decker, M. D. : Psychoactive drugs and the risk of injurious motor vehicle crashes in elderly drivers. Am. J. Epidemiol., 136 : 873-883, 1992.
9) Sherwood, N., Hindmarch, I. : A comparison of five commonly prescribed antidepressants with particular reference to their behavioural toxicity. Hum. Psychopharmacol., 8 : 417-422, 1993.
10) Spencer, C. M., Wilde, M. I. : Milnacipran. A review of its use in depression. Drugs, 56 : 405-427, 1998.
11) 高橋明比古, 村崎光邦, 稲見充昭他：新規抗うつ薬塩酸ミルナシプランの高齢者に対する臨床的有用性の検討. 臨床医薬, 11 : 103-118, 1995.
12) 高橋三郎：老年期のうつ病の経過と予後. 老年精神医学, 6 : 285-292, 1995.
13) Tignol, J., Pujol, D. J., Chartres, J. P. et al. : Double-blind study of the efficacy and safety of milnacipran and imipramine in elderly patients with major depressive episode. Acta Psychiatr. Scand., 97 : 157-165, 1998.

第6章

# Milnacipran の再燃, 再発予防効果について

高 橋 一 志

## Ⅰ. うつ病の再燃, 再発予防の重要性について

うつ病の治療において, 反応, 寛解, 回復, 再燃, 再発という5つの転帰があることはよく知られている（図1）。反応とは, うつ症状が軽快し, 治療による反応が確認できたことを示す。一般的には, うつ病患者が標準的なうつ病評価尺度を用いて評価されたときに50％の改善がもたらされることをいう。寛解とはうつ症状がほぼ完全に消失し, ほとんど病前の状態にもどった状態が4〜6ヵ月続くことを指し, それ以上長期にわたり

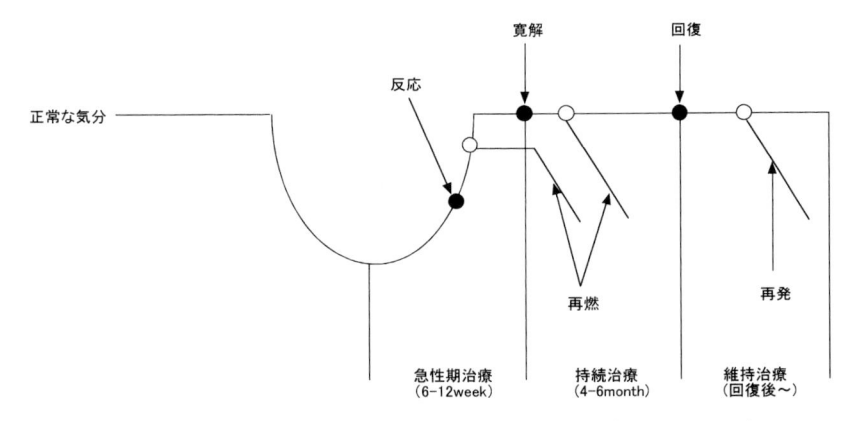

図1　うつ病治療の転帰と治療期（Kupfer et al. 1991[4]より改変引用）

健康な状態が続くときは回復と考えられるようになる。また，完全な寛解が得られる前あるいは寛解が得られた後に，回復に至らずにうつ症状の悪化がみられることがあり，これを再燃という。また，回復が得られた後に悪化した場合には再発と呼んでいる。これらの改善基準に関連して，うつ病の治療期も急性期治療，持続治療，維持治療の3つに分けられている。急性期治療とは治療開始より寛解が得られるまでの治療期を指し，持続治療とは寛解を維持する目的で行われる治療で一般に寛解が得られてから4〜6ヵ月あるいはそれ以上の期間にわたる。維持治療は再発を防ぐ目的で長期的に行われる治療である。

　近年，三環系抗うつ薬（TCA）に加え，選択的セロトニン再取り込み阻害薬（SSRI），セロトニン・ノルアドレナリン再取り込み阻害薬（SNRI）の登場により，うつ病患者の反応率は増加し患者の1/2〜2/3は投与された抗うつ薬に反応し，さらに最初の抗うつ薬で反応が得られなかった場合でも，他剤への変更や抗うつ薬の組み合わせにより，90%は最終的に反応が得られるようになった。しかし，うつ病は慢性で再発性の病気であり，反応が得られた時点で治療を止めると約半数の患者は6ヵ月以内に再燃してしまう[1,8]。一方，そのまま抗うつ薬の投与を継続した場合には10〜25%しか再燃しない[8]。再燃をくり返すことは，うつ病を難治化させ長期的予後に大きな悪影響を及ぼしてしまう。よって，反応が得られた後にも継続して，再燃予防のための薬物治療を行うことは必要不可欠である。したがって，ある抗うつ薬の再燃，再発予防効果をみる場合には，その抗うつ薬の長期投与試験成績に十分に関心を向ける必要がある。

　再燃，再発予防のために継続した薬物治療が大切であることは述べたが，ただ単に，だらだらと長期にわたり抗うつ薬を使用することには注意が必要である。TCAあるいはSSRIといったこれまでの抗うつ薬による治療成績では，観察期間を18ヵ月に延長すると，初期の治療反応が維持できなくなる症例が20〜30%にも及ぶ。そして，このような症例の中には，反応は得られたものの寛解に至らなかった患者が多いようである[8]。すなわ

ち，再燃，再発予防のためは，急性期治療において，患者に部分的な症状改善ではなく，しっかりした寛解をもたらすことが重要になってくる。しかし残念ながら，抗うつ薬治療での寛解率は，その反応率に比較して，思ったほど高くなく，反応が得られた患者の約半数は寛解が得られないという報告もある[8]。寛解せずに部分的な症状改善が得られたのみで経過観察されている患者は，「一番悪かったときよりはだいぶよくなった」と感じるであろうが，健康だったときよりなんとなく気が重く，漠然と不安で，仕事にも以前ほど身が入らず，「今ひとつ」といった調子が続いてしまう。このような中途半端な改善が継続してしまうと，再燃の可能性は高まり，ひいては自殺の危険性が増加するであろう。したがって臨床医は，抗うつ薬治療により反応が得られたことに満足せず，完全寛解をめざし，ねばりづよく治療を継続する必要があり，そのことがうつ病治療の長期的な結果に大きな影響を与えると思われる。

上述したように，ある抗うつ薬の再燃，再発予防効果をみるうえでは，その長期投与試験成績および急性期治療における寛解率は重要な指標である。さて，わが国で最初に発売となったSNRIであるmilnacipranであるが，臨床試験で認められた優れた有効性，忍容性，安全性がうつ病治療現場で認識されてきている[2]。しかし，発売していまだ2年半程しか経過しておらず，再燃，再発予防に関してのエビデンスは不足している。そこで，今回は，milnacipranでの急性期治療による寛解率および6ヵ月以上の長期投与試験成績についてレビューし，更に我々が経験した症例を提示しながら，milnacipranの再燃，再発予防効果について考察してみたい。

## II．Milnacipranの再燃，再発予防効果
### (寛解率と長期投与試験成績を中心にして)

### 1．Milnacipranとplaceboとの比較

Lecrubierらはmilnacipranとplaceboとを比較した3つの二重盲検試験

(試験期間は4～8週)をメタ解析している(表1)[5]。その研究では,入院および外来治療患者すべてを対象にしたサンプルとその中の入院患者のみを対象にした,すなわち,より重症な患者を対象にしたサンプルの2つに分けて解析し,その反応率と寛解率をみている。表1にあるように,ハミルトンうつ病評価尺度(HDRS)を用いた効果判定で,milnacipran 100 mg/dayはplaceboよりも,両サンプルにおいて有意に優れた反応率を示し,さらに,今回注目している寛解率でもplaceboより勝る傾向がみられた。このことは症状の程度を問わないmilnacipranの有効性を示すものと思われる。さらに,上記のメタ解析に加わった3つの臨床試験のうちの1つでは長期投与(平均投与日数149日,n=165)を行っており,milnacipranの再燃,再発防止効果について検討している。その結果,placebo投与群での再燃,再発率は18%であるのに対してmilnacipran投与群ではわずか6%であり,milnacipranは優れた再燃,再発防止効果を有していることが示されている。

Rouillonらは,再発予防効果に対する大規模な長期投与試験を行っている[7]。この長期投与試験は3つのフェーズに分かれている。最初のフェーズは6週間で,milnacipranの急性の反応だけでなく寛解を得ることも目標としている。ここでHDRSが12点以下になった患者が次の18週間のフ

表1 大うつ病患者における milnacipran 100mg/day と placebo との比較試験(メタアナリシス)　　　　(Lecrubier et al. 1997[5])

| | HDRS | | | |
|---|---|---|---|---|
| | Baseline | △at end-point | Responders | Remissions |
| All patients | | | | |
| 　Milnacipran (n=186) | 26.3 | −14.3** | 62.9%*** | 32.3% |
| 　Placebo (n=191) | 25.7 | −10.2 | 40.9% | 23.1% |
| Hospitalized patients | | | | |
| 　Milnacipran (n=89) | 28.4 | −15.7** | 65.2%** | 25.8% |
| 　Placebo (n=71) | 27.4 | −8.9 | 40.8% | 19.7% |

HDRS:ハミルトンうつ病評価尺度　　　　　　　　**$p<0.01$, ***$p<0.001$

ェーズ2に進むことになっている。そして最後のフェーズ3ではフェーズ2でHDRSが8点以下の寛解基準に到達した患者のみを対象にして，新たなうつ病エピソードの出現の有無を二重盲検placebo対照により，1年間にわたり追跡している。対象は反復性の大うつ病性障害を有する500人の患者（HDRSで18点以上）であり，事前の3年間に二度以上の大うつ病エピソードを持っていることが必要とされている。これはかなり反復度が高く重症の患者を選択していることを意味するものである。この研究の結果，最初のフェーズでは65%の患者がHDRSで12点以下になり，さらにフェーズ2に進んだ患者の70%が寛解基準に到達している。これは非常に高い寛解率である。この厳しい基準をクリアした214人（milnacipran投与群：104人，placebo投与群：110人）がフェーズ3に進んだ。その結果再発がみられたのはmilnacipran投与群で17人（16.3%），placebo投与群で26人（23.6%）であり，milnacipranが優れた再発防止効果を有していることが示唆された。

## 2．MilnacipranとTCAおよびSSRIとの比較

KasperらはTCA（imipramine 150 mg/day，clomipramine 150 mg/day）とmilnacipran 100mg/dayとの7つの二重盲検試験（試験期間は6～12週）に対しメタ解析を行っている（表2）[3]。この研究によると反応率はTCA投与群67%に対しmilnacipran投与群64%であり，milnacipranはTCAと同様に高い反応率をもたらすことが示されている。さらに，長期

表2　大うつ病患者におけるmilnacipran 100mg/dayとTCAs 150mg/dayとの比較試験（メタアナリシス）　　　　　　　（Kasper et al. 1996[3]）

| | HDRS | | | |
|---|---|---|---|---|
| | Baseline | △at end-point | Responders | Remissions |
| Milnacipran（n＝380） | 25.9 | －14.2 | 64% | 39% |
| TCAs（n＝398） | 25.9 | －15.0 | 67% | 42% |

HDRS：ハミルトンうつ病評価尺度

表3 大うつ病患者における milnacipran 100mg/day と SSRIs (fluoxetine, fluvoxamine) との比較試験（メタアナリシス） (Puech et al. 1997[6])

|  | HDRS | | | |
| --- | --- | --- | --- | --- |
|  | Baseline | end-point | Responders | Remissions |
| Milnacipran (n=150) | 27.0 | 11.9* | 64%** | 37.8%* |
| SSRIs (n=156) | 26.5 | 14.3 | 50% | 27.6% |

HDRS：ハミルトンうつ病評価尺度　　　　　　　　　　　　*$P<0.05$, **$P<0.01$

的予後に密接にかかわると思われる寛解率（HDRSが7点以下）においてもTCA投与群42%，milnacipran投与群39%であり，milnacipranはTCAに引けをとらないものであった。

Puechらは SSRIs（fluoxetine 20mg/day, fluvoxamine 200mg/day）と milnacipran 100mg/day との二重盲検比較試験（試験期間は6～12週）のメタ解析を行っている（表3）[6]。その結果，反応率では milnacipran 投与群64%，SSRIs 投与群50%で有意に milnacipran が優れており，寛解率でも milnacipran 投与群39%，SSRIs 投与群28%と milnacipran が SSRIs を有意に上回っていた。残念ながら SSRIs と milnacipran の長期投与比較試験のデータは，我々の知る限りにおいては存在しない。しかし，milnacipran が SSRIs よりも高い寛解率を有していることから，再燃，再発予防といった観点においても SSRIs をしのぐ可能性は十分考えられるであろう。今後の研究が期待されるところである。

## III. 症 例 検 討

### 1. Milnacipran により長期にわたり再発が防止されている大うつ病の2症例

症例1　42歳，男性，会社員

高校を卒業した後に自宅周辺にある電気部品工場に就職し，係長のポストについていた。数人の部下と共に毎日の仕事に追われていたが，不景気のため，仕事の受注が減ってゆき，会社も従業員のリストラに踏み込まな

くてはならなくなっていった．信頼していた部下も会社を辞めざるを得なくなり，それに伴い本人の仕事量も増していき，帰宅時間も夜の10時を過ぎることが多くなっていた．翌日に疲労が残るようになり，仕事に対しての集中力も低下していった．次第に眠れなくなり，さらに食事量も低下していったため，体重が2ヵ月で4kg減少した．「内臓のどこかが悪くなっているのではないか？」という心配から当院の内科を受診したが，検査結果は全く異常なく，うつ病を疑われ当科を紹介受診するに至った．

　初診時においては抑うつ気分は軽度であったが，倦怠感，意欲低下が強く，話すことさえおっくうな印象がみられた．また，身体症状として，後頭部の頭痛と胸部圧迫感が存在していた．

　うつ病と診断し入院治療を勧めたが，「会社があるので休めない」と外来治療を強く希望した．出社するにしてもしばらくは仕事を控えめにするように伝え，milnacipran 50mg/day，brotizolam 0.25mg（就寝前）の投与を開始した．1週間後にmilnacipranの用量を100mg/dayに増加したところ，軽度の発汗と悪心が発現したが本人が許容できる範囲にあったためそのままの用量で観察を続けた．投薬開始後4週間後には発汗は軽度になり，悪心は消失し，「以前よりも頭がはっきりしてきた」「少しずつ食欲もでてきた」という発言がみられるようになった．しかし，一方では「仕事には今ひとつ身が入らない」「おっくうで常に横になっていたい」などと話し，意欲面での改善はみられていなかった．そこでmilnacipranを150mg/dayに増量したところ，2週間後には，「だんだん元気がわいてきた」「もとに戻りつつある」と笑顔を交えながら会話が可能になった．現在投薬開始後1年間が経過している．会社は相変わらずリストラに熱心で，そのため本人の仕事量も相当なものになっているが，再発はみられていない．現在は，milnacipran 150mg/dayを継続中であるが，軽度の発汗を除き，副作用はみられていない．

　<u>症例2　50歳，女性，看護婦</u>

　6年前に夫と死別し，現在，父母との3人暮らしをしている．一人娘が

いるが，東京で就職している。患者は他県で看護婦として働いていたが，2ヵ月前に人事異動があり，地元の病院で勤務することになった。新しい職場では，病棟の責任者としてのポストが与えられたため，実際の看護業務以外の仕事が大幅に増加していった。病院の上層部の意見と病棟の現場からの意見のくい違いを修正したり，職場の人間関係の調節をはかったり，気を使って仕事をする場面が非常に多くなっていった。次第に倦怠感，易疲労感が増加し，食欲も低下していった。さらに，不眠も強くなり，職場で呆然としている場面が目立つようになってきた。そのため同僚に診察を勧められ，当院を受診することになった。

初診時，上記症状の他に「おっくうで気が重い」「職場に行く気力がなくなった」と話し，抑うつ気分，意欲低下の存在も認められた。そのため，うつ病と診断し入院治療を開始することとなった。

入院と同時に薬物治療として milnacipran 50mg/day，brotizolam 0.25 mg（就寝前）の投与を始めた。投薬開始2日後に中等度の動悸，軽度の発汗を訴えたため benzodiazepine を追加した。その結果，発汗の改善は得られなかったが，動悸は改善した。Milnacipran の投与は続けられ，1週間後に100mg/day とした。軽度の発汗は続いていたが本人の許容範囲であった。投薬開始後3週間ほどで睡眠状態の改善が得られ，不眠時の頓服薬を飲まなくても眠れるようになってきた。投薬開始後5週を過ぎたあたりから表情もよくなり，「ずいぶん気が楽になりました」「頭もすっきりしています」と話すようになった。投薬開始後約8週で退院となり，職場復帰している。退院後1年2ヵ月現在，「やはり仕事は大変です」といいながらも，自分のペースを守りながら，余裕を持って働けている。軽度の発汗は投薬開始後3ヵ月頃よりみられなくなり，milnacipran 100mg/day の投与が継続されている。再発はみられていない。

［考察］

上記の2例は，うつ病の初発例であり，これまでに抗うつ薬の投与を受けたことがない症例である。このような患者群においては，服薬そのもの

に対しての不安も大きく，特に臨床効果が得られる以前に出現する副作用は，継続した服薬を困難にさせてしまう。このことは，長期的な投薬により寛解を維持し，再発防止が必要となるうつ病治療においては大きな痛手になる。その点，上記のケースでは milnacipran の副作用と思われる症状は出現したものの忍容可能であり，服薬の継続に支障をあたえることはなかった。そのことがコンプライアンスを高め，十分に抗うつ効果を発揮した後の維持治療にも良い影響をあたえ，再発予防に貢献していると思われる。

## 2．Milnacipran が著効を示した再発をくり返す難治性うつ病の1症例

症例3　40歳，男性，会社員

　東京の大学を卒業した後に，関東地方のレジャー施設で営業の仕事についていた。しかし，生まれ故郷に新しい会社が完成することになり，そこの場所で営業の仕事に就いてみないかという声がかかったため5年前に帰省した。今までの経験をいかして仕事をすすめていこうと張り切って仕事をしていたが，営業のやり方が関東地方と地元では大きく異なるため，上層部と意見が合わないことも度々であった。元来まじめで温厚な性格であり，周囲と協力しあいながら，摩擦を起こさずに仕事をすることを理想としていた。そのため，周りから支持が得られないとかなり深刻に落ち込んでしまうことが多かった。ひどくなるとうつ状態に発展し，抑うつ気分，焦燥感，倦怠感が出現するようになり，不眠や食欲低下に悩むことになった。35歳時に最初の大うつ病エピソードを経験して以来，再発と寛解をくり返し，再発のたびに入院治療を行っている。なお，この間に躁病，あるいは軽躁病のエピソードはない。

　現在まで5回の入院歴があるが，前回の入院では希死念慮の出現がみられたために無けいれん電気療法を行っている。発症以来，三環系および四環系抗うつ薬，SSRI の単独投与，およびそれらと気分安定薬（lithium carbonate, carbamazapine, valproic acid など）のくみ合わせ等で再発予

防に努めてきたが，効果が得られなかった。

　40歳時に集客力の低下の責任を追求されたことなどをきっかけにして，上記のようなうつ症状の再発がみられ，発売になったばかりのmilnacipranを投与してみることにした。前治療薬はfluvoxamine 150mg/day, valproic acid 1,200mg/day, triazolam 0.5mg/day（就寝前）であったが，fluvoxamineのみを中止にしmilnacipran 50mg/dayに切り替えた。切り替えに際しては特に問題となる症状の出現はなかった。1週間後に100mg/dayに増量し，観察を継続した。Milnacipran投与開始後4週間ほどで不眠が解消されるようになり，抑うつ気分の減少が自覚されるようになってきた。しかしこれ以上の改善がなかなかみられないために，投薬開始後6週目にmilnacipranの用量を150mg/dayとした。8週目頃より「だいぶ楽になりました。もとに戻った気分です」といった発言も聞かれるようになった。投薬開始後1年半を過ぎた現在，milnacipranとvalproic acidの併用投与は続けられ，再発を防げている。

　［考察］
　上記はうつ病の再発がくり返し出現し，その予防が困難であった症例である。うつ病の治療においては，その急性期症状からの回復だけでなく，再発予防にフォーカスをあてた治療戦略が重要であろう。しかし，再発をくり返す患者の薬物治療は難渋する場合が多く，臨床医が頭を悩ます問題のひとつである。ここに紹介した症例もTCA, SSRIs, 気分安定薬といった薬剤の単独あるいは併用投与では再発が抑えられずに，うつ症状の反復に苦しんだ患者である。この症例では気分安定薬との併用であったがmilnacipranへの処方変更は1年以上にわたりうつ症状の再発を防げている。観察期間が短いためにあまり断定的に述べることはできないが，milnacipran処方以前の再発頻度を考慮すると，milnacipranが再発防止に役立っている可能性が高いと思われる。

　再発をくり返している症例にmilnacipranを使用する場合，前治療薬をmilnacipranに置換するべきか，前治療薬にmilnacipranをadd-onするべ

きか，といった問題に直面するが，現在までのところ，これらのことについて，その効果や副作用について検討した研究はなく今後の課題である。上記症例では，milnacipranへの全置換という手段をとったが，特に問題となる症状の出現はなく，スムーズに寛解に持ってゆくことができ，さらに回復を維持できている。

### 3．Milnacipranの増量により再発が防止された大うつ病の1症例
<u>症例4　41歳，女性，会社員</u>

夫，夫の母，2人の息子との5人暮らしをしている。仕事は会社の窓口業務であり，性格は明るく，おおらかで，人当たりも良かった。3年前に姑が脳梗塞になり右不全麻痺が残ったが日常生活はどうにか自立できていた。しかし，ここ1年間で痴呆症状が比較的急速に進行し，物忘れもひどくなり，失禁もみられるようになったため，介護施設への入所を検討していた。ところが，夫の兄弟，姉妹が自分たちの母を施設に入所させることに強く反対し，意見の対立が深まり，心労が重なっていった。次第に寝付けなくなり，熟眠感も得られなくなっていった。食欲も低下し，体も疲れやすくなり，仕事での集中力も低下し，笑顔も作れなくなってしまったために，夫と相談し当院を受診した。

初診時はうつむき加減で話し，抑うつ的でつらそうな表情であった。2ヵ月で3kgの体重減少があったが全く食べられないというわけではなかった。将来に対しての悲観的思考が目立ちため息をつく場面が多かった。

うつ病と診断し入院治療を勧めたが，姑の介護もしなくてはならないということで外来での治療が行われることとなった。しかし仕事は一時的に休業とし，自宅療養とした。入院直後よりmilnacipran 50mg/day, brotizolam 0.25mg（就寝前）の投与を開始した。最初の1週間では全く症状の改善がなかったため，milnacipranの用量を100mg/dayにしてさらに1週間観察したところ，抑うつ気分に若干の改善傾向が現れ，熟眠感も得られるようになってきた。この用量で特に副作用と思われる症状の出現もな

かったためこのまま観察を続けた。投薬開始後6週間が経過した時点では，抑うつ気分はほとんど消失し，意欲も出てきていた。この後，職場に復帰したが，自分に余裕が持てたために，これまで対処困難であった場面でもうまく状況処理ができるようになり，元気を取り戻していった。職場復帰を果たしてからの5ヵ月間はmilnacipran 100mg/dayを継続的に投与し，順調な経過をたどっていた。しかし，6ヵ月目頃より再び，不眠，食欲減退がみられるようになり，「また前のように元気が出なくなりそうで心配だ」ともらすようになってきた。ここでmilnacipranの用量を100mg/dayから150mg/dayへ増やし様子を観察したところ，2週間ほどで「少し余裕が出てきたみたいです」と話し，食欲も徐々に出てきていることを伝えてくれた。それ以後症状は増悪することなく，用量を増やして4週間ほどで再び寛解レベルまで回復した。現在，維持治療を行っている最中である。

［考察］

上記は，milnacipranでの急性期治療，持続治療がうまくいき，回復が得られたのちに，うつ症状の再発の兆候がみられた症例である。しかし，この再発兆候に対しmilnacipranの用量増加を試みたところ，比較的速やかに反応が得られ，それ以上の症状の増悪を防ぎ，再発に到らずに済んだ。日常臨床においては，兆候を見逃さず，早めに処置を施し，再燃，再発を防止することは極めて大切なことである。Milnacipranによるうつ病治療の最中に，再燃，再発の兆候がみられる場面もあるかと思われるが，このようなときにどのような薬物治療を選択すべきかについて検討した研究はない。上記症例では単純に用量を増加させる方法で対処したが，十分な効果が得られた。これはpreliminaryな報告であるが，今後症例を集めて検討する価値がある方法だと思われる。

お わ り に

うつ病は再発，再燃の確率が高い疾患であることは周知の事実である。

また，現在の厳しい社会情勢を反映して，その罹患率も高まってきていると思われる。企業がドラスティックなリストラを断行する時期に，うつ病に罹患するだけでも雇用上のハンディキャップとなり得るのに，さらに再発にみまわれることは，失職に直結しかねない一大事となるであろう。それゆえに臨床医はうつ病の急性期症状のみならず，再発，再燃予防という点に十分にフォーカスをあてて治療にあたらなければならない。

　Milnacipran は市場に出てから日が浅いため，再発，再燃防止効果についての研究は，いまだ不十分なところがある。しかし，高い忍容性と優れた再発抑制効果を示す薬剤であるという海外からの報告もあり，今後の研究に期待がもたれる。日々の臨床においても，milnacipran をうまく使いこなし，コンプライアンスを高め，うつ病の慢性化や再発を防ぐよう努力してゆきたい。

文　　献

1 ) American Psychiatric Association : Practice guideline for the treatment of patients with major depressive disorder(revision). Am. J. Psychiatry, 157(4 Suppl.) : 1–45, 2000.
2 ) Higuchi, H., Yoshida, K., Takahashi, H. et al. : Remarkable effect of milnacipran in the treatment of Japanese major depressive patients. Hum. Psychopharmacol., 17 : 195–196, 2002.
3 ) Kasper, S., Pletan, Y., Solles, A. et al. : Comparative studies with milnacipran and tricyclic antidepressants in the treatment of patients with major depression : A summary of clinical trial results. Int. Clin. Psychopharmacol., 11(suppl. 4) : 35–39, 1996.
4 ) Kupfer, D. J. : Long–term treatment of depression. J. Clin. Psychiatry, 52(suppl.) : 28–34, 1991.
5 ) Lecrubier, Y., Pletan, Y., Solles, A.et al. : Clinical efficacy of milnacipran : placebo–controlled trials. Int. Clin. Psychopharmacol., 11(Suppl. 4) : 29–33, 1996.
6 ) Puech, A., Montogomery, S. A., Prost, J. F. et al. : Milnacipran, a new serotonin and noradrenaline reuptake inhibitor : an overview of its antidepressant activity and clinical tolerability. Int. Clin. Psychopharmacol., 12 : 99–108, 1997.

7) Rouillon, F., Berdeaux, G., Bisserbe, J. C. et al. : Prevention of recurrent depressive episodes with milnacipran : consequences on quality of life. J. Affect. Disord., 58 : 171-180, 2000.
8) Stahl, S. M. : Clinical features of mood disorders in chapter 5, depression and bipolar disorder. In : Essential Psychopharmacology (2nd edition), pp. 136-154, Cambridge University Press, Cambridge, 2000.

第7章

# Milnacipran のうつ病以外の疾患に対する臨床効果について

鎌 田 光 宏

## I. 抗うつ薬のうつ病以外の疾患に対する臨床効果

　パニック障害や強迫性障害などの精神疾患に対して抗うつ薬が用いられており，三環系抗うつ薬（TCA），SSRI が広く用いられている。例えば，Black らは55人のパニック障害の患者において fluvoxamine 200〜300mg/day 投与群，認知療法施行群，placebo 投与群での8週間の治療効果を比較したところ，fluvoxamine 投与群で最も改善率が高かったことを報告している[5]。彼らの報告によると，最終評価週におけるパニック症状が全く消失した患者の割合は fluvoxamine 投与群では81.0％であったが，認知療法施行群で53.3％，placebo 投与群では29.4％であり，fluvoxamine 投与群が最も優れていたとしている。また，強迫性障害（OCD）に対する SSRI の効果についても，Tollefson らが355人の患者に対して fluoxetine の有効性を検討している[14]。この研究では，fluoxetine 20mg，40mg，60mg/day の用量を用いたが，fluoxetine 投与群はいずれの用量でも placebo 投与群と比較して有意な改善がみられたと報告している。これらのことから，SSRI は OCD やパニック障害に対して非常に優れた臨床効果を有していると考えられる。
　その一方で，SNRI のこれらの OCD やパニック障害に対する臨床効果

はまだ十分には検討されていない。しかし，ノルアドレナリン神経系がパニック障害の病態に関係するという知見もあり[10]，ノルアドレリン再取り込み阻害作用を有するSNRIの有用性も期待される。

本章では，各疾患に対するmilnacipranの臨床効果について論じ，著者らが経験した症例を提示したい。

### 1．パニック障害（Panic Disorder）

SSRIのパニック障害に対する有効性については先に述べたが，最近になり，選択的なノルアドレナリン再取り込み阻害薬であるreboxetineがパニック障害の治療に有効であったとする報告が行われた[15]。Reboxetine投与群37例，placebo投与群38例で比較検討したところ，8週間後にはreboxetine投与群においてパニック発作の回数，Clinical Global Impressions（CGI）での改善率がどちらも有意に優っていた。SNRIについては，Geraciotiらが4人のパニック障害患者にvenlafaxineを用いて有効であったと報告している[6]。彼らによると，venlafaxineを50～75mg/dayと比較的低用量で用いたところ，3例においてパニック症状がvenlafaxine投与以降には全く生じなくなり，4症例の全てで顕著なパニック症状の改善があったとしている。また，パニック症状の消失は投与から1週間から3週間の間といった比較的早い時期に現れており，長期の服薬についても問題がなかったとしている。

Milnacipranについても，Ansseauらがパニック障害の患者10例に同薬を用いたpilot studyをすでに行っており，7例の患者において有効性がみられたことを報告している[3]。この研究ではmilnacipran 100～150mg/dayの投与量が用いられている。その効果は投与開始後2週目から発現し，最終評価週の投与8週目には発作の頻度・強さともに投与前に比べ約58%減じていたと報告されている。SSRIでは嘔気や傾眠などの副作用に悩まされることがある。SSRIでこれらの副作用がみられる患者に対しては，milnacipranがパニック障害治療の選択肢となりうると考えられる。

## 2．慢性疼痛（Chronic Pain）

慢性疼痛とは，明らかな痛みの原因となる器質的疾患が存在しないにもかかわらず痛みが出現したり，痛みを生じる器質的疾患が治癒した後にも痛みが長期にわたり続く障害である。その痛みの症状や患者の背景なども多様であり，器質的要因の大きいものから器質的要因の認められないものまでさまざまな状態が含まれ，3ヵ月間は痛みが持続するものとされている[2]。

この慢性疼痛に対しては各種の抗うつ薬が症状緩和に役立つとされ，抗うつ薬の中でもTCAがSSRIよりも有効であるとされている[4]。人体での痛みの知覚については，中枢神経から脊髄へ向かう下行性疼痛抑制機構が痛覚の脳への入力を統御しており，この機構はセロトニン神経系とノルアドレナリン神経系の双方の働きによって調節を受けているとされている[2]。また脳内で疼痛緩和に重要な役割を持つendorphinの働きに対しても，セロトニン神経系が調節役として重要な役割を果たしているとされている[2]。抗うつ薬の慢性疼痛に対する効果発現についてはまだ十分に解明されていない面もあるものの，抗うつ薬の作用の中でもことにセロトニンとノルアドレナリン双方の作用が重要であるとされている[4]。

慢性疼痛の患者は，内科的プライマリー・ケアや心療内科領域においても頻度の多い疾患であり，一般に考えられている以上により多くの患者で治療が必要であるといわれている。Stahlは，疼痛症状の緩和に関してはSSRIがSNRIなどのdual-actionの抗うつ薬よりも治療効果が低いことを報告している[13]。そのため，疼痛症状が合併するうつ病患者にSSRIが投与されると，うつ症状が改善しても疼痛症状は残存してしまい，結果的に得られる治療効果は十分ではなくなると指摘している。

SNRIの慢性疼痛に対する臨床効果について，Songerらは，うつ症状と疼痛症状を有する患者で両方の症状にvenlafaxineが有効であったと報告している[12]。彼らの報告した患者では，膠原病のため背部痛を訴えるが，amitriptyline，nortriptylineなどのTCA投与では目の乾きが生じたために

中止し，sertralineを投与されたが無効であった。SNRIであるvenlafaxineを75mg/dayまで投与したところ，投与後から徐々に疼痛症状が改善し，うつ症状と疼痛症状がともに投与後3週頃には寛解したと報告されている。症例提示では慢性疼痛に対してmilnacipran投与が有効であった症例を示す。

### 3．強迫性障害（Obsessive-Compulsive Disorder, OCD）

これまでのところ，強迫性障害（OCD）の治療に関してはセロトニン再取り込み阻害作用を有する薬剤の有効性が高いとされてきた。米国のFood and Drug Administration（FDA）が認可しているOCDの治療薬としてSSRIの4剤（fluvoxamine, fluoxetine, paroxetine, sertraline）とTCAのclomipramineがあげられ[10]，いずれも強力なセロトニン再取り込み阻害作用を有している。Jenikeらは，sertraline, fluvoxmine, fluoxetine, clomipramineの4つの薬剤間でのOCDに対する効果を比較し，clomipramineが最も有効であったと報告している[8]。彼らは各薬剤のノルアドレナリンとセロトニンへの再取り込み阻害能の比率とOCDに対する効果の関係に着目して比較検討した。その結果，clomipramineがノルアドレナリンの再取り込み阻害能比率が高く，OCDの治療効果も高かったと報告している。彼らは，OCDの病態にセロトニン神経系とともにノルアドレナリン神経系も関与することを推測している。

近年，SNRIがOCDに有効であったとする報告がいくつかなされている。Ananthらは，fluoxetine, paroxetine, sertralineなどで治療効果がなく，venlafaxine 150mg/dayを投与したところ症状が軽快した35歳の男性例と，fluoxetine, paroxetineなどの治療効果が乏しく，venlafaxine 150mg/dayの投与が有効であった49歳の男性例との計2例を報告している[1]。またGrossmanらは，clomipramine 50mg/dayが嘔気，口渇，鎮静等の副作用のため服薬できず，paroxetine 20mg/dayも不安・焦燥の増加で服用できなかった28歳の男性例において，venlafaxine 75mg/dayの投与

によって強迫症状の軽快がみられたと報告している[7]。症例提示ではmilnacipran投与が有効であったOCDの症例を示す。

### 4．統合失調症

統合失調症患者がうつ状態を併発することはしばしばみられ，121例の統合失調症患者において5年間のコホート研究をしたところ，対象者の50％が1回以上のうつ状態を経験し，その多くがうつ状態のために入院治療を必要としたと報告されている[11]。

近年，SNRIを統合失調症のうつ状態の治療に用いて有効であったとする報告がある[9]。この報告によればamitriptyline, clomipramine, paroxetine, fluoxetineの投与でうつ状態が改善せず，電気けいれん療法によってもうつ状態が改善しなかった患者において，venlafaxine 150mg/day投与が著効を示し，その後もvenlafaxine 150mg/dayとperphenazine 12mg/dayとの併用投与で安定した状態を保つことができた。このことから，milnacipranを統合失調症のうつ状態に試してみる価値はあると考える。

## Ⅱ．症 例 提 示

症例1　28歳，男性，会社員（図1）パニック障害
既往歴：特記事項なし。
精神科既往歴：なし。

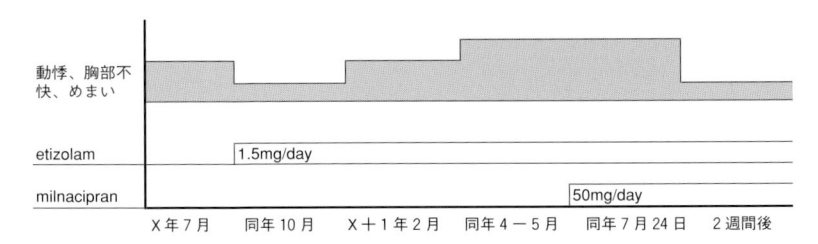

図1　症例1（パニック障害）の臨床経過図

病前性格：繊細，心配性。

生活歴：高校を卒業後，地元の会社で働いていた。20歳代半ばに結婚した。現在は妻と生後間もない子供と暮らしている。

現病歴：X年7月に車を運転中に急にめまいを自覚した。このためA病院救急外来を受診したが心電図などには異常なかった。また，同院耳鼻科を受診したが精査にて異常はないと言われたため，特に治療は受けずに経過をみていた。同年10月に再び急激なめまいと動悸を自覚して同院内科を受診した。内科的には異常なく，etizolam 1.5mg/day を処方された。頻回に内科を受診するため，同年10月24日，同院精神科を紹介されて受診した。Etizolam にて症状が軽減し，また同薬の継続を患者が希望したため，etizolam は1.5mg/day で継続投与とした。精神科初診当時，子供（第一子）は生後8日目であった。本人は，妻の妊娠によって家庭での生活リズムが変化し，精神的なストレスが増えたと話していた。

翌X+1年1月頃から，職場での勤務時間が増え，また出産した妻が実家から自宅へ帰ってきたため育児を手伝う負担も増えた。精神科通院を続けていたが，同年2月頃から胸部のチクチクする感じや息苦しさ，嘔気などが急激に出現し，パニック症状が悪化してきた。同年4～5月頃から頭痛や心臓の動悸がこれまでよりも頻回に感じられるようになった。会社の食堂での食事の際にはパニック症状が起こりやすいため，患者は同僚らと同じ時間に食事をとることを避けるようになっていた。このため，同年7月24日からこれまでの etizolam 1.5mg/day の処方に加えて新たに抗うつ薬を処方することとした。Milnacipran 50mg/day を追加処方した。2週間後の同年8月7日の外来受診時にはパニック症状の程度が緩和してきたことを述べていた。一番の主訴であった発作的な動悸についても明らかに回数が減じて，楽になってきたと述べていた。副作用の点でも問題がないため，milnacipran 50mg/day，etizolam 1.5mg/day の処方として治療を継続している。

［考察］

　本症例では，動悸や胸部不快などのパニック症状に対して，当初はベンゾジアゼピン系抗不安薬の etizolam が有効であった。しかし，etizolam は症状がまだ軽度の時には効果があったものの，パニック症状の増強につれて効果が不十分となった。Etizolam に加えて milnacipran の追加投与を行ったが，2週間後の受診時にはパニック症状の軽減が得られるようになった。また，この患者は薬物の変更に過敏であり，以前から処方されていた etizolam の単独投与からの薬物変更を渋る傾向があった。しかし，milnacipran では副作用が生じなかったため，投与を継続することができ，その後も状態は安定している。

　症例2　72歳，女性，主婦（図2）慢性疼痛

　既往歴：40歳半ば，子宮筋腫にて婦人科で治療を受けた。

　精神科既往歴：なし。

　現病歴：X年5月頃から，舌が何かにこすられたようなヒラヒラする痛みがみられるようになった。痛みの場所は舌の中でも場所が移動することがあった。同年6月にはA病院耳鼻科を受診したが，舌の炎症所見はなく喉ファイバーなどの検査でも耳鼻科的に異常はなかった。ビタミン剤や抗生物質が投与されたが痛みが改善しなかった。症状が長引くため，同年7月24日に自ら同院精神科を受診した。「舌が痛くて食べられない。食欲はあるが食べ物の味はわからない」と話していた。若干嘔気があるとも述べていた。気分自体の落ち込みや身体疲労はなく，自宅で家事もこなして

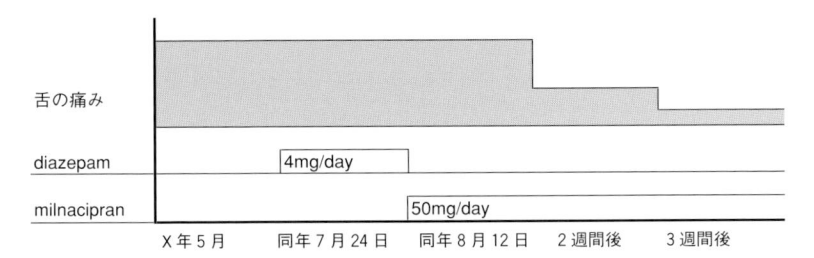

図2　症例2（慢性疼痛）の臨床経過図

本症例に対しては，当初は diazepam 4mg/day を処方し経過をみていた。不眠もあったため，triazolam 0.25mg/day を投与した。しかし，舌の痛みが改善しないため，同年8月12日から milnacipran 50mg/day の投与を開始した。2週間後の8月26日の再診時には，舌の痛みがかなり減り，その強さは半分以上減ったと述べていた。「痛みの場所がかわるので少し心配です」と話しており，食事の味もまだ少しわかりにくいとも話していた。同年9月3日の受診時には痛みはさらに減少し，食事の味もだいぶわかるようになったと話していた。その後も痛みは増悪せず，milnacipran 50mg/day を継続投与している。

［考察］

本症例は，耳鼻科的な異常所見はないものの，顕著な舌の痛みが続いていた慢性疼痛の症例である。この症例では，舌の痛みによる不安や軽度の睡眠の障害はみられていたものの，抑うつ気分や意欲減退，食欲の低下といったうつ病の症状はなかった。Milnacipran 投与後の臨床効果は，投与開始から2週間ですでに現れ，患者は痛みの強さが半分以下になったと喜んでいた。また本症例は72歳と高齢であったが，milnacipran 50mg/day の投与量で嘔気などの副作用はいっさい出現せず，むしろ投与前にあった嘔気が減るなどの効果があった。Milnacipran の忍容性は高く，継続して投与が可能であった。

症例3　31歳，男性，施設職員，強迫性障害

既往歴：特記事項なし。

精神科既往歴：なし。

生活歴：大学を卒業後，知的障害者の授産施設職員として勤務するようになった。その後，更生施設職員へ配置替えとなった。独身。

現病歴：X年4月より，これまで勤めていた更生施設から別の更生施設へ転勤となった。新しい勤務先には重度の障害者が多く，汚物処理をする機会が増えた。自分の手が不潔になったと感じ，何度も手洗いをするよう

になった。X+1年4月になると不潔恐怖が強くなり，施設内の椅子や机，電話などにも触れることができなくなり，B病院を同年4月に受診した。同年5月になると不安，焦燥感が強くなり，C病院へ入院した。同院入院中にfluvoxamine 150mg/day, risperidone 2mg/dayなどを投与され，不潔恐怖は軽減し同年11月に退院した。その後はB病院へ通院し状態は安定していた。

X+2年3月になり，復職を意識するようになってから再び不安感が強くなり，不潔恐怖も強くなった。また抑うつ的で意欲低下も目立つようになった。同年4月3日，fluvoxamine 150mg/dayを中止し，milnacipran 100mg/dayを投与した。同年4月17日の受診時には気分がだいぶ楽になり，不安感も軽くなったと話していた。その後，不潔恐怖に伴う強迫洗浄も少なくなった。同年7月下旬になり，再び抑うつ的となったためmilnacipran 150mg/dayへ増量した。その後はうつ症状の再燃がなく，不潔恐怖も軽減していた。X+3年1月から復職し，再び施設で働くようになった。汚物の処理なども何とかこなしていたが，同年4月になると強迫洗浄が増えはじめた。患者が薬物治療だけでなく，行動療法も受けてみたいと希望したため，転医することになった。

[考察]

本症例では，fluvoxamineからmilnacipranへ変更してから，強迫症状に随伴していた抑うつ症状に著明な効果がみられた。また，不潔恐怖症状もmilnacipran投与後に軽減した。長年できずにいた復職が可能となったのもmilnacipranにより随伴していた抑うつ症状が消失したことが大きく影響していると考えられる。うつ症状が目立つOCDに対してmilnacipranを試みる価値があるであろう。

<u>症例4　47歳，女性，主婦，統合失調症</u>

既往歴：特記事項なし。

生活歴：高校卒業後，事務職員などをして働いた。20歳代前半で見合い結婚し，専業主婦として生活してきた。子供は既に独立し，現在は会社勤

めの夫と暮らしている。

　現病歴：結婚当初より同居していた姑との折り合いが悪く，関係妄想を思わせる発言があったが治療は受けていなかった。X年（36歳時）秋に第三子を出産したが生後間もなく突然死した。その後抑うつ的となり再び関係妄想が強くなったため，精神科クリニックへ通院した。X+4年，X+8年にそれぞれ入院歴がある。X+11年，B病院を受診した。幻覚妄想を認めたが，2，3回で通院を中断してしまった。X+12年1月30日，幻覚妄想が強くなり，興奮するためB病院に入院した。入院後，haloperidol 6 mg/day を中心に薬物治療を行い，幻覚妄想が消退したため同年4月下旬に退院した。退院後間もなく，近所に住む友人から「あなたとはもう付き合いたくない」と一方的に言われ，大変なショックを受けた。抑うつ気分や悲哀感が強く，不安感も目立つため，同年5月15日より milnacipran 50mg/day を追加投与した。同年5月24日受診時には，「気分は少し楽になってきた」と語っていたが，まだ精神的なショックから立ち直れていなかった。同年6月中旬になると，抑うつ気分や悲哀感はみられなくなり，落ち着きを取り戻した。この間，幻覚妄想の再発はなかった。その後，haloperidol 4 mg/day に milnacipran 50mg/day を併用している。退院後，1年半近くが経過した現在まで幻覚妄想の再発はなく，主婦として家事をこなしている。

　［考察］

　本症例では，幻覚妄想が消退し，社会生活に戻りはじめた矢先に，友人から絶交を言い渡されるという精神的ショックを受けたために反応性の抑うつ状態を呈したと考えられた。悲哀感・不安感が強く，統合失調症の再発も危惧された。Milnacipran を少量加えることで抑うつ症状に改善が認められた。その後，milnacipran 50mg/day を維持しているが幻覚妄想の再発はなく，気分が安定し，社会生活上も良い影響があると考えられる。50mg/day 程度の少量の milnacipran であれば，幻覚妄想を再発させることなく，統合失調症患者に対して安全に使用できるのかもしれない。

## おわりに

我々の報告した症例では，投与された milanacipran が治療上有効であっただけでなく，忍容性の点でも良好であり，多くの利点が患者にもたらされた。今後，SNRI である milnacipran のうつ病以外の疾患における有用性について，さらに臨床経験が蓄積されることが望まれる。

## 文　献

1) Ananth, J., Burgoyne, K., Smith, M., et al. : Venlafaxine for treatment of obsessive-compulsive disorder. Am. J. Psychiatry, 152 : 1832, 1995.
2) Ansari, A. : The efficacy of newer antidepressants in the treatment of chronic pain : a review of current literature. Harvard Rev. Psychiatry, 7 : 257-277, 2000.
3) Ansseau, M., von Frenckell, R., Serre, C. : Pilot study of milnacipran in panic disorder. Eur. Psychiatry, 6 : 103-105, 1991.
4) Barkin, R. L., Fawcett, J. : The management challenges of chronic pain : the role of antidepressants. Am. J. Therapeutic, 7 : 31-47, 2000.
5) Black, D. W., Wesner, R., Bowers, W., et al. : A comparison of fluvoxamine, cognitive therapy, and placebo in the treatment of panic disorder. Arch. Gen. Psychiatry, 50 : 44-50, 1993.
6) Geracioti, T. D. : Venlafaxine treatment of panic disorder : a case series. J. Clin. Psychiatry, 56 : 408-410, 1995.
7) Grossman, R., Hollander, E. : Treatment of obsessive-compulsive disorder with venlafaxine. Am. J. Psychiatry, 153 : 576-577, 1996.
8) Jenike, M. A., Hyman, S., Baer, L. et al. : A controlled trial of fluvoxamine in obsessive-compulsive disorder : implications for a serotonergic theory. Am. J. Psychiatry. 147 : 1209-1215, 1990.
9) Mazeh, D., Melamed, Y., Elizur, A. : Venlafaxine in the treatment of resistant postpsychotic depressive symptoms of schizophrenia. J. Clin. Psychopharmacol., 19 : 284-285,1999.
10) Schatzberg, A. F. : New indications for antidepressants. J. Clin. Psychiatry. 61 (Suppl. 11) : 9-17, 2000.

11) Shepherd, M., Watt, D., Falloon, I. et al. : The natural history of schizophenia : a five-year follow-up study of outcome and prediction in a representative sample of schizophrenics. Psychol. Med. Monogr. Suppl., 15 : 1–46, 1989.
12) Songer, D. A., Schulte, H. : Venlafaxine for the treatment of chronic pain. Am. J. Psychiatry, 153 : 737, 1996.
13) Stahl, S. M. : Does depression hurt? J. Clin. Psychiatry, 63 : 273–274, 2002.
14) Tollefson, G. D., Rampey, A. H., Potvin, J. H. et al. : A multicenter investigation of fixed-dose fluoxetine in the treatment of obsessive-compulsive disorder. Arch. Gen. Psychiatry, 51 : 559–567, 1994.
15) Versiani, M., Cassano, G., Perugi, G. et al. : Reboxetine, a selective norepinephrine reuptake inhibitor, is an effective and well-tolerated treatment for panic disorder. J. Clin. Psychiatry, 63 : 31–36. 2002.

# 第8章

# Augmentation therapy

内 藤 信 吾

## I. Augmentation therapy（増強療法，付加療法）

　Augmentation therapy とは，抗うつ薬単独での治療に対して十分な反応を示さないうつ病患者に対しての治療戦略の1つで，他の薬剤を付加することにより抗うつ薬の治療効果増強を狙うことがその目的である。従来の三環系抗うつ薬に加えて，選択的セロトニン再取り込み阻害薬（SSRI）やセロトニン・ノルアドレナリン再取り込み阻害薬（SNRI）といった優れた抗うつ効果と高い忍容性を持つ薬剤の登場によって，抗うつ薬単独での治療成績は向上したが，それでも20〜30％の患者は治療に抵抗を示すという報告もある[15]。Augmentation therapy の適応となるのは主としてこのような治療抵抗性を示す患者群である。

　本章では従来の三環系抗うつ薬や SSRI での代表的な augmentation therapy（lithium carbonate，甲状腺ホルモン，buspirone，pindolol）について解説し，さらに最近その効果が研究され話題になっているドーパミン受容体作動薬を用いた augmentation therapy について若干の考察を加えたい。これまでのところ SNRI の augmentation therapy についての研究報告はわずかしかない[10]。さらにわが国で現在使用可能な唯一の SNRI である milnacipran の augmentation therapy については1つの報告もみられていない。今回は我々の自験例を提示しながら，milnacipran での augmentation therapy の可能性についても述べたい。

## II．従来の代表的な augmentation therapy

### 1．Lithium carbonate

　Lithium carbonate を難治性うつ病に付加投与することは，現在では世界的に広く行われている augmentation therapy の手法の1つである。その起原は1968年の Zall らの報告であり[17]，その後多くの研究がなされた[4,5]。これらを簡単にまとめると，「十分量の三環系抗うつ薬やモノアミン酸化酵素阻害剤に反応のなかった，または部分的にしか反応しなかった症例に対し lithium carbonate を付加投与し，血清 lithium 濃度を0.5mEq/L 以上確保すれば50%以上の症例で治療に反応がみられる」，ということになろう。中には効果発現が数日から1週間と即効性があることを示した報告もあるが，個体差があるため最低でも1～2週間は継続投与すべきであるとされる。しかし lithium の投与は多くの副作用（消化不良，悪心，嘔吐，下痢などの消化器症状や体重増加，脱毛，振戦，鎮静，認知障害，協調運動失調など）を引き起こしやすく，患者に苦痛を与えることもある。更に，特に高濃度では甲状腺や腎臓に対しての有害性も報告されており，投与中は lithium の血中濃度の定期的な計測はもちろんのこと，甲状腺機能検査，腎機能検査，心電図検査，尿検査なども定期的に行いながら注意深く使用しなければならない。

　三環系あるいは四環系抗うつ薬に限らず，SSRI に治療抵抗性を示すうつ病患者に対し lithium augmentation がなされ抗うつ効果が増強したという報告もある[6,18]。SNRI の augmentation therapy については venlafaxine を用いた Hoencamp ら[10]の報告があるのみである。彼らはオープン試験で60人のうつ病患者に対し venlafaxine（最高225mg/day）を7週間投与し，治療に反応のなかった22人に lithium carbonate 600mg/day を付加投与した。その結果，Montgomery Asberg のうつ病評価スケールでの評価

で，8人（36.4%）は治療に反応し，その内の2人（9.1%）は寛解に到ったと報告している（図1-1，図1-2）。

## 2．甲状腺ホルモン

甲状腺機能が低下した状態ではしばしばうつ症状が出現し，甲状腺機能

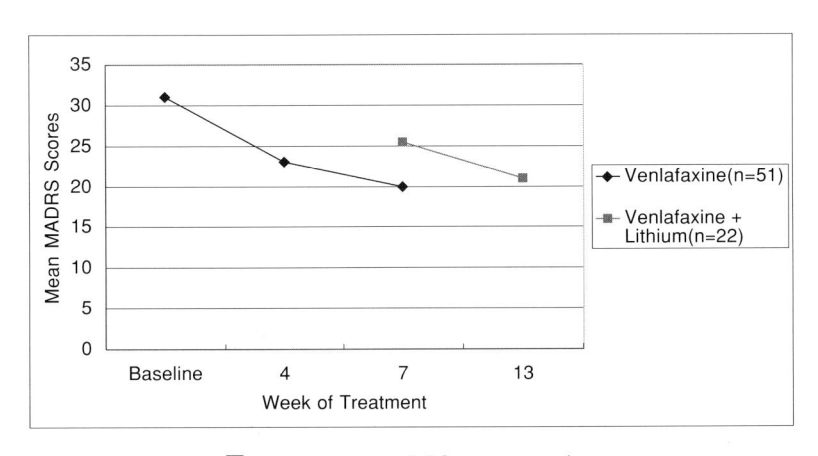

図1-1　Mean MADRS score over time

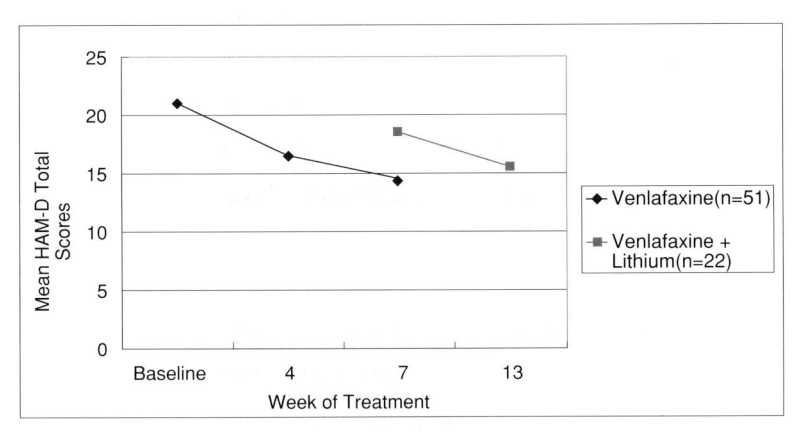

図1-2　Mean HAM-D scores over time
(J. Clin. Psychopharmacol. Vol. 20, No.5 Oct. 2000より引用)

を改善させればうつ症状も改善することから，古くからうつ病の治療に甲状腺ホルモンが使われてきた。さらに，抗うつ薬に治療抵抗性のうつ病患者において甲状腺ホルモンを付加し，抗うつ薬の効果を増強する手法がaugmentation therapyの1つとして行われてきた。

Aronsonらは甲状腺機能が正常で，抗うつ薬に治療抵抗性を示すうつ病あるいはうつ状態にある患者にtriiodothyronineを付加投与し，その抗う

表1　Result of triiodothyronine (T3) augmentation trials

| Study, y | Response Criteria | Response Rates, No. (%) | | Mean Decrease in HDS-D Score | |
|---|---|---|---|---|---|
| | | T3 Group | Control Group | T3 Group | Control Group |
| Joffe et.al., 1993 | ≧50% decrease in HDS-D score | 10/17 (59) | 3/16 (19) | 7.7 | 3.8 |
| Joffe and Singer, 1990 | ≧50% decrease in HDS-D score | 9/17 (53) | 4/21 (19) | 8.8 | 4.9 |
| Thase et al., 1989 | ≧50% decrease in HDS-D score and HDS-D score<10 | 5/20 (25) | 4/20 (20) | 3.5 | 3 |
| Gitlin et al., 1987 | ≧50% decrease in HDS-D score | 0/7 (0) | 4/9 (44) | 5 | 3 |
| Goodwin et.al., 1982 | ≧3−point decrease in BHS score | 4/12 (33) | 0/6 (0) | 2.2 | 0.2 |
| Steiner et al., 1978 | Moderate increase in CGI Scale score and HDS-D score<10 | 3/4 (75) | 3/4 (75) | 17.3 | 17.5 |
| Banki, 1977 | Clinical improvement | 22/33 (67) | 4/16 (25) | 15 | 8 |
| Banki, 1975 | Clinical improvement | 39/52 (75) | 10/44 (23) | NR | NR |
| Overall | …… | 92/162 (57) | 32/136 (24) | …… | …… |

Arch. Gen. Psychiatry, Vol. 53, Sep. 1996より引用．

つ効果を検討した8つの報告（患者総数298名（完遂したのは292名）：T3付加投与群162名，control群136名）をメタ解析した（表1）[2]。十分量のimipramineあるいはdesipramineにlithiumを付加投与した結果，症状改善率はT3投与群では57%，control群では24%，とT3投与群ではcontrol群の2倍近い改善率を示した。しかし，メタ解析した8つの報告のうち無作為化二重盲検試験は4報告（計95名）と少数であり，症状改善度の評価方法が統一されておらず，また症状改善がまったく得られなかった報告も含まれており，現段階では甲状腺ホルモンを用いたaugmentation therapyはエビデンスを得られていない。

　甲状腺ホルモンの抗うつ薬への付加効果の機序ついては，甲状腺機能低下がうつ病に関係していることや，甲状腺ホルモンが抗うつ薬の代謝を変化させ効果を高めること，脳内のモノアミン神経系に作用しシナプスにおけるモノアミンの作用を増強させること，等が考えられているが，仮説の域を脱していないのが現状である。

### 3．Buspirone

　Buspironeはセロトニン$_{1A}$受容体部分アゴニストである。北米ではSSRIに治療抵抗性のうつ病に対しaugmentation therapyとして付加されることが多いが，本邦では未発売の薬剤である。

　SSRIがその抗うつ効果を十分に発揮するためにはセロトニン神経終末に十分量のセロトニンが蓄積されていると効率が良い。SSRIはシナプスに放出されたセロトニンの濃度を増加させることにより，間接的に作用する。しかし，セロトニンが枯渇しているとセロトニンの遊離はなく，したがってSSRIは効果がない。Buspironeはセロトニン神経細胞体樹状突起の自己受容体に結合し，神経インパルスの流れを抑制するため十分量のセロトニンを神経終末に貯蓄させる。これにより十分なセロトニン放出の準備が整うのである。もし，セロトニン遊離が実際に一時的に停止したとしても，神経細胞は合成したセロトニンをすべて保存できるのでセロトニン

は十分に蓄積されるであろう。

　Buspirone の SSRI に対する増強効果はいくつかのオープン試験により示唆されている[9,12,13]。Dimitriou ら[9]は十分量の SSRI (fluoxetine, paroxetine, citalopram) に治療抵抗性を示した22人のうつ病患者に対し buspirone (20〜30mg/day) を付加投与した。その結果，13人 (59%) が寛解または部分寛解に到った，と報告している。また，Joffe ら[13]は SSRI (fluoxetine, fluvoxamine) に治療抵抗性を示したうつ病患者25人に対し，buspirone を付加し，17人が治療に反応した，と報告している。しかし，逆に治療に反応を示さなかったという報告もあり[1,14]，buspirone の抗うつ作用増強効果については未だにエビデンスが得られていない。今後の更なる大規模な研究報告が待たれるところである。

### 4．Pindolol

　Pindolol は高血圧の治療薬として日常臨床に使用されているが，SSRI の augmentation therapy の付加薬としても用いられる。Pindolol は神経細胞の樹状突起に存在するセロトニン$_{1A}$自己受容体を阻害し，SSRI により増加したセロトニンによる神経インパルスの自己抑制を防ぐ。こうしてシナプス間隙のセロトニンの濃度を高濃度に維持し SSRI の抗うつ作用を増強すると考えられている。いくつかのオープン試験によってその抗うつ作用増強効果が示唆された[3,7]。だが pindolol による増強効果が得られなかったとする報告もある[16]。現時点では抗うつ作用増強効果が得られたとする大規模な無作為化対照試験は行われておらず，pindolol の抗うつ作用増強効果についてのエビデンスは得られていない。

### 5．ドーパミン作動薬

　これまでうつ病の病態生理を論じる上では，セロトニンやノルアドレナリンといったモノアミン神経伝達物質の不足がうつ症状を引き起こす，というモノアミン仮説が主要な学説となっていた。モノアミンの神経伝達物

質を枯渇させる薬剤はうつ病を誘発することや，種々の抗うつ薬がシナプス間隙においてモノアミン神経伝達物質を増加させることなどが，この仮説の主たる根拠であった。ドーパミンもモノアミン神経伝達物質の1つであるが，近年までセロトニンやノルアドレナリンに比べて熱心に論じられることが少なかった感がある。

井上ら[11]は全般改善度を指標にして，22例の治療抵抗性うつ病患者（単極性15例，双極性7例）において，十分量の三環系・四環系抗うつ薬にbromocriptineを付加投与した。その結果，64%の症例で有効以上の改善が得られた。

Bouckomsら[8]は三環系抗うつ薬あるいはモノアミン酸化酵素阻害薬（MAOI）に治療抵抗性を示すうつ病患者20例に対し，pergolide（最高2 mg/day）を併用し治療効果を検討した。その結果，20%が著明改善，35%が改善，15%が軽度改善，15%が不変，15%が悪化，という結果を得た。

このような研究により，十分量の三環系・四環系抗うつ薬に反応しなかったうつ病患者にドーパミン受容体作動薬を付加投与すると，うつ症状の改善が期待できる可能性があることが示唆される。現時点では大規模な無作為化対照試験の報告はなく，研究方法が異なる複数のオープン試験が実施されている段階に過ぎない。今後の大規模な研究報告が待たれるところである。

## Ⅲ．Milnacipranのaugmentation therapy（症例検討）

ここまでは主として三環系を中心とした古典的な抗うつ薬，あるいはSSRIに他剤を付加投与するaugmentation therapyについて述べた。ここからはSNRIの1つであるmilnacipranに他剤を付加投与し，augmentation therapyを行ったところ効果があった我々の自験例を紹介したい。

## 1．Lithium による milnacipran の augmentation therapy で寛解が得られた大うつ病の1例

症例1　55歳，男性，会社員

妻と息子夫婦の4人暮らしである。建設会社からの収入と農業収入があり，経済的には安定していた。息子が結婚し，息子夫婦と同居するということで52歳時に2世帯住宅を新築している。患者の性格は元来，几帳面でまじめ，完璧主義であったため，職場での信頼度も高かった。しかし，会社では深刻な不況が続き，55歳以上の人を対象にしたいわゆる肩たたきが始まってきた。患者もこの対象年齢にあてはまり，遠まわしな退職勧告を直接の上司からいわれるようになった。最近になり「リストラにあったら残っている住宅ローンをどうしたらいいのか」という悩みが頭から離れず，次第に眠れなくなり，仕事への集中力も減退していった。食欲の低下もあり2ヶ月で5kgの体重減少がみられた。将来を悲観し，強い罪責感から「皆に申し訳ない，申し訳ない」と何度も必要以上に繰り返すようになったため，家族が本人を説得し，当科初診となった。

初診時には，抑うつ気分に加え，焦燥感，さらに軽い希死念慮の存在も認められたため，医療保護入院とし，milnacipran 50mg/day，brotizolam 0.25mg（就寝前）の投与を開始した。Milnacipran の用量を徐々に増加し150mg/day とし，この用量で2週間観察したが症状は改善しなかった。Milnacipran の用量を更に増加し200mg/day にしたところ頭痛が出現したため，元の用量である150mg/day に減量した。ここで lithium を使用した augmentation therapy を試してみることにした。Lithium 400mg/day を初期用量として用い，1週間観察したところ，焦燥感が低下し「すこし落ち着いてきました」という発言が聞かれるようになった。Lithium の用量を600mg/day に増量し，更に2週間観察したところ，他患者と談笑する場面が目立つようになり，本人も「前よりだいぶ元気になった気がします」と話すようになった。この時，lithium の血中濃度は0.60mEq/L であった。いままで悲観的だった思考も，適切な現実検討ができる水準に戻り，

家のローンについても息子たちに協力してもらいながら無理のない生活をおくってゆけば十分に返済可能であることを了解するに到った。この頃より外泊を取り入れて様子を観察してみたが，自宅でも穏やかに生活可能で，自分のペースで1日1日を過ごせるようになってきていた。そのため寛解の水準に到達したと判断し，退院とした。Lithium を加えてから5週目であった。

［考察］

Lithium を使用した milnacipran の augmentation therapy についての報告はこれまでのところ存在しない。上記症例では，milnacipran の用量を150mg/day に固定し2週間観察してもまったく改善がみられなかったうつ症状が，lithium を加えることにより比較的急速に改善に向かった。この症例では，milnacipran 単独での抗うつ効果が徐々に発揮されたという可能性があるが，その時間経過を考慮するとやはり lithium の追加が抗うつ効果の増強に関与していると考えるのが自然であろう。

Milnacipran も lithium も腎排泄型の薬剤で，この部位で薬物相互作用が生じる可能性があるが，この症例ではそのことを示唆する臨床症状はみられなかった。

## 2．Milnacipran に治療抵抗性を示したうつ病に対し，ドーパミン作動薬である cabergoline を付加投与し寛解に到った大うつ病の1症例

症例2　56歳，男性，会社員

X 年 Y 月（56歳時）仕事量の増加に，不慣れな仕事が加わったせいか，Y＋1月頃より倦怠感や意欲低下が出現し始めた。Y＋4月，倦怠感と意欲低下は持続し，加えて不眠，不安，抑うつ気分も出現し，A内科クリニックを受診した。うつ病の診断により paroxetine を処方され，最終的に40mg/日を2週間投与されたが，症状改善はなく，さらに嘔気と口渇が出現したため，maprotiline に処方を変更された。Maprotiline を1日1回10mg を就寝前に服用したが，3週間以上が経過してもうつ症状は改善せ

ず，Y＋6月に入院目的でB総合病院精神科を紹介された。

　抑うつ気分と意欲低下，集中力低下，熟眠障害を認め，MADRSスコアは25点であった。Maprotilineを中止し，milnacipranに切り替え，50mg/day（夕食後・就寝前）を投与した。

　Milnacipran投与開始から1週間経過後のMADRSスコアは19点であり，集中力低下と意欲低下は若干改善したが，抑うつ気分や不安感は改善しなかった。投与量を100mg/day（夕食後・就寝前）に増量したが，自宅療養を希望し外来通院となった。Milnacipran投与開始から2週後の外来診察時には意欲低下や倦怠感が増悪し，悲観的思考も認められ，MADRSスコアは27点と悪化した。Milnacipran投与開始から7週目以降，投与量を125mg/day（夕食後50mg，就寝前75mg）に増量した。しかし約7ヶ月にわたりうつ症状の改善はほとんど得られなかった。このためX＋1年1月よりmilnacipranの投与量はそれまでの125mg/dayを維持し，cabergoline 0.25mg/day（朝1回）を付加投与した。この時点でのMADRSスコアは27点であった。

　Cabergoline付加開始から2週間後に0.5mg/day（朝1回）へ増量し，更に2週間後に，1mg/day（朝1回）に増量した。この間のMADRSスコアは25点であった。Cabergolineを1mg/dayに増量してから2週間経過後，抑うつ気分や意欲低下等のうつ症状に明らかな改善が認められ，MADRSスコアは9点と著明に改善した。Cabergolineを1mg/dayに増量して4週間経過後，抑うつ気分や意欲低下，倦怠感は認められず，集中力低下も改善した。MADRSスコアは6点であった。その後1年以上が経過しているが，抑うつ症状の再発はみられていない。

　［考察］

　この症例では，まずSSRIであるparoxetineの十分量が投与されたが，うつ症状はほとんど改善されなかった。次いで，四環系抗うつ薬であるmaprotilineが投与されたが，十分量が投与されないまま症状改善はなく，milnacipranに変更された。しかし，十分量のmilnacipranが7ヶ月と

いう長期間にわたり投与されたものの，うつ症状の改善は得られなかった。しかしドーパミン作動薬であるcabergolineの付加投与により倦怠感，意欲低下，集中力低下はほぼ消失した。このことはSSRI，SNRIの両者に治療抵抗性を示した大うつ病患者にcabergolineの併用が効果的であったことを示している。

本症例においては，追加したcabergolineによりドーパミン神経系の機能が改善され，遷延する意欲低下を始めとするうつ症状が消失した，と推測される。

## 3．三環系抗うつ薬，無けいれん電気ショック療法に治療抵抗性を示した反復する難治性うつ病に，milnacipranとcabergolineを併用し寛解に到った1症例

症例3　65歳，女性，無職

X年（59歳時），娘の結婚および転居をきっかけとして，うつ病を発症，以後うつ症状の軽快と悪化を繰り返し，計5回の入院歴がある。長期にわたり三環系抗うつ薬（dosulepin 150mg/day）を処方されていたが，完全に寛解に到ったことはなかった。

X+6年Y月，A病院にて右乳がん切除後，抗がん剤（5 FU，methotrexate）の投与を受けた。徐々に「これからやっていく自信がない」等と悲観的な発言が目立ち始め，その後急速に不安，抑うつ気分，焦燥感も出現したため，Y+3月B総合病院精神科に入院した。入院直後，さらに焦燥感が強まり，希死念慮も出現し電気コードで自分の首を絞め自殺企図を行った。抗うつ薬による治療は無効と判断し，無けいれん電気ショック療法（m–EST）を計6回施行した。その結果，上記のうつ症状は完全に消失した。その後はimipramine 100mg/dayを投与していたが，手指の振戦が出現したためY+5月imipramineを中止しmilnacipran 100mg/dayに切り替え，手指の振戦は消失した。しかしY+6月再び抑うつ気分が出現したためmilnacipranを150mg/dayに増量したが状態に変化はなく，再び

imipramineを150mg/dayを投与した。それでも徐々に抑うつ気分は悪化，希死念慮も再び出現したため，Y＋9月二度目のm-ESTを計6回施行した。うつ症状は消失し，milnacipran 100mg/dayにて経過観察した。だが再び徐々に抑うつ気分が出現し，食欲も低下，暗い表情で臥床して過ごすことが目立つようになった。Cabergolineを付加投与し，4週間で2mg/dayまで増量した。Cabergolineの増量に比例するように，抑うつ気分は急速に消失していき笑顔も見られるようになり，その後もうつ症状の再燃は見られず，11ヶ月ぶりに退院した。その後1年半経過し現在に到るが，うつ症状の再発はない。

　［考察］
　本症例は長期にわたり十分量の三環系抗うつ薬が投与されていたが，うつ症状の再発，悪化を繰り返し，治療抵抗性のうつ病と言える。その後2度のm-ESTと十分量の三環系抗うつ薬，SNRIによる治療が行われたが，二度とも一過性の症状改善しか得られず，非常に治療抵抗性が強い症例であったが，cabergoline付加後，急速にうつ症状が消失した。このことから中枢ドーパミン神経系の機能改善が遷延，反復するうつ症状の軽減に大きく寄与したと考えられる。

## おわりに

　三環系・四環系抗うつ薬，SSRIに治療抵抗性を示すうつ病に対する治療戦略の1つとして，他の薬剤を付加して抗うつ薬の抗うつ効果を増強させるaugmentation therapyがこれまで広く行われてきた。付加する薬物としてはlithium，甲状腺ホルモン，buspirone，pindolol，ドーパミン受容体アゴニストなどが用いられてきたが，抗うつ作用増強効果があるというエビデンスが得られているのはこれまでのところlithiumのみである。他の薬剤については今後更なる大規模な二重盲検試験がなされる必要がある。また，SNRIについてはまだ報告がないため，今後症例を積み重ねていく必要がある。

## 文　献

1) Appelberg, B. G., Syvalahti, E. K., Koskinen, T. E. et al. : Patients with severe depression may benefit from buspiron augmentation of selective serotonin reuptake inhibittors. J. Clin. Psychiatry, 62 : 448–452, 2001.
2) Aronson, R., Offman, H. J., Joffe, R. T. et al. : Triiodothyronine augmentation in the treatment of refractry depression. Arch. Gen. Psychiatr, 53 : 842–848, 1996.
3) Artigas, F., Perez, V., Alvarez, E. : Pindolol induces rapid improvement of depressed patients treated with serotonin reuptake inhibitors. Arch. Gen. Psychiatry, 51 : 248–251, 1994.
4) Austin, M. P. V., Souza, F. G. M., Goodwin, G. M. : Lithium augmentation in antidepressant-resistant patients : aquantitative analysis. Br. J. Psychiatry, 159 : 510–514, 1991.
5) Bauer, M., Dopfmer, S. : Lithium augmentation in treatment-Resistant depression : meta-analysis of placebo-controlled studys. J. Clin. Psychopamacol., 19:427–434, 1999.
6) Baumann, P., Nil, R., Souche, A. et al. : A double-blind, placebo-controlled study of citalopramn with and without lithium in the treatment of therapy-resistant depressive patients : a clinical, pharmacokinetic, and pharmacogenetic investigation. J. Clin. Psychopharmacol., 16 : 307–314, 1996.
7) Blier, P., Bergeron, R. : Effectiveness of pindolol with selected antidepressant drugs in the treatment of major depression. J. Clin. Psychopharmacol, 15 : 217–222, 1996.
8) Bouckoms, A. and Mangini, L. : Pergolide : An antidepressant adjuvant for mood disorders? Psychopharmacol. Bull., 8 : 207–211, 1993.
9) Dimitriou, E. C., Dimitriou, C. E. : Buspir on augmentation of antidepressant therapy. J. Clin. Psychopharmacol., 18 : 465–469, 1998.
10) Hoencamp, E., Judith Haffmans, P. M., Dijken, M. D. et al. : Lithium augmentation on venlafaxine : An open-label trial. J. Clin. Psychopharmacol., 20 : 538–543, 2000.
11) 井上　猛, 泉　剛, 本間裕士他：抗うつ薬に治療抵抗性のうつ病の実態とその治療戦略―自験例における調査結果と治療抵抗性うつ病の段階的治療に関する試案―. 精神経誌, 98 : 329–342, 1996.
12) Jacobson, F. M. : Possible augmentation of antidepressant response by buspirone. J. Clin. Psychiatry, 52 : 217–220, 1991.
13) Joffe, R. T., Schuller, D. R. : An open study of buspirone augmentation of serotonin re-

uptake inhibitors in refractory depresssion. J. Clin. Psychiatry, 54 : 269–271, 1993.
14) Landen, M., Bjorling, G., Agren, H. et al. : A randomized, double–blind, placebo–controlled trial of buspiron in combination with an SSRI in patients with treatment–refractry depression. J. Clin. Psychiatry, 59 : 664–668, 1998.
15) Nierenberg, A. A. : Methodologocal probrems in treatment resistant depression research. Psychopharmacol. Bull., 26 : 461–464, 1990.
16) Perz, V., Soler, J., Puigdemont, D. et al. : A double-blind, randomized, placebo–controlled trial of pindolol augmentation in depressive patients resistant to serotonin reuptake inhibitors. Grup de Recerca en Trstorms Afectius. Arch. Gen. Psychiatry, 56 : 375–379, 1999.
17) Zall, H., Therman, P. G., Myers, J. M. : Lithium carbonate : a clinical study. Am. J. Psychiatry, 125 : 549–555, 1968.
18) Zullio, D., Baumann, P. : Lithium augmentation in depressive patients not responding to selective serotonin reuptake inhibitors. Pharmacopsychiatry, 34 : 119–127, 2001.

第9章

# 身体疾患を合併したうつ病患者に対する milnacipran の効果

高 橋 一 志

## I. 身体疾患患者に合併するうつ病——その診断の問題点と治療の重要性

　今現在，私の臨床現場は，定床700床あまりを有する総合病院の精神科診療部門（60床）である。この臨床現場の特徴の1つは，他科との掛けもち受診をしている患者の比率がかなり高いことである。さらに，初診の患者の3～4割は他科からの紹介受診で占められるようになってきている。この傾向は，高齢化社会の到来や生活習慣病の広がりを考慮すれば，総合病院に限らず，単科の精神病院や精神科クリニックにもあてはまり，次第に強まってゆくものと考えられる。

　WHOの共同研究による報告では，精神科以外の診療科を受診している患者のうち21％には何らかの精神科的診断がつき，その半分にあたる10.5％が大うつ病であったという。さらにその報告の中では，精神科医が大うつ病と診断した患者を，8割の内科医は正常と診断していることも明らかになった[12]。このことは身体疾患患者に合併するうつ病の診断の難しさを示しているといえよう。その主たる原因としては2つが考えられる。第1に，うつ病によくみられる身体症状である食欲低下，体重減少，倦怠感，不眠などが，身体疾患の症状と重複してしまうことが挙げられる。すなわち，これらの症状が身体疾患による症状なのか，あるいは，うつ病に

よる身体症状なのかがわかりにくい。第2に，身体疾患を持っている患者のうつ症状を，その疾患に罹患したことに対する単なる心因反応と捉えてしまい，うつ病と確定診断しないケースが比較的多くみられることが挙げられる。しかし，身体疾患患者のほとんどはうつ症状を呈しないため，これらの患者群が示すうつ症状を身体疾患に対する単なる心因反応と捉え，積極的に治療しないことは，論理的なことではないと思われる。いずれにせよ，身体疾患に合併するうつ病を見逃すと，患者は身体疾患との二重の苦痛を受けることになり，患者の心身に対する負荷が増加し，望ましいものではない。

　身体疾患にうつ病が合併し，さらにそのうつ病に対して治療が施されない場合，その身体疾患の重症度あるいはその身体疾患による致死率が増加することが報告されている。例として，うつ病を合併している糖尿病患者の血糖コントロールは合併がない患者に比較して不良であることが示されている[11]。さらに，うつ病を持つ脳梗塞後遺症あるいは心筋梗塞後の患者は持たない患者に比較して治療に対して非協力的であり，リハビリに対して消極的で機能回復に時間がかかるという報告もある[6,13]。上記のことから示唆されるように，身体疾患を合併するうつ病を見逃さず，しっかり治療することは患者のADL（Activities of daily living：日常生活動作）の低下を防ぐことにつながるため，重要である。

　ここまで，身体疾患を合併するうつ病の診断の問題点，治療の重要性について簡単に述べたが，次からは，臨床医がこのような患者群に対し抗うつ薬を選択し，処方する際にどのようなことに留意すべきかについて述べてみたい。しかし，この分野における抗うつ薬の臨床効果についてのエビデンスは少なく，さらにこのレビューで焦点をあてなければならない我が国初のセロトニン・ノルアドレナリン再取り込み阻害薬（SNRI），milnacipranにおいては市場に出てから間もないこともあり，ほとんど研究がなされていないのが現状である。そのためmilnacipranについては症例報告を中心にして検討を加えてゆきたい。

## Ⅱ．身体疾患を合併するうつ病治療における抗うつ薬の選択

身体疾患を合併するうつ病を治療する際に，どのようなことに注意して抗うつ薬を選択するべきか，以下，3つに大別して述べてみる．

### 1．合併する身体疾患が抗うつ薬の作用にあたえる影響

わかりやすい例として，合併する身体疾患が抗うつ薬の代謝に影響をあたえてしまう場合を挙げてみる．ほとんどの抗うつ薬は肝臓で代謝を受けるために，肝機能障害を持つ患者では抗うつ薬の血中濃度が増加してしまうことが予想される．特に三環系抗うつ薬（TCAs）においては副作用が生じる血中濃度と抗うつ効果を発揮する血中濃度の差が小さいために，常用量でも副作用が生じやすく，投与する際には慎重さが要求されるであろう．また，高い有効性，忍容性のために我が国でも処方頻度が高くなっているfluvoxamineやparoxetineといった選択的セロトニン再取り込み阻害薬（SSRIs）も肝臓で代謝を受けることがわかっているため，やはり肝機能障害を持つ患者に処方する際には，血中濃度が上昇し副作用が発現しやすくなることに注意が必要である．一方milnacipranは肝臓で代謝を受けず，腎臓から排泄される薬剤なので，肝機能障害を持つうつ病患者には，TCAsやSSRIsと比較して，処方しやすい薬であるといえよう．

### 2．抗うつ薬が身体疾患にあたえる影響

虚血性心疾患にうつ病が併発することはよく知られている．しかし，TCAsはそのアドレナリン$\alpha_1$阻害作用による血圧低下があるために，心疾患患者に悪影響をあたえるので非常に使いにくい．また，パーキンソン病の患者にはうつ病が合併しやすいことは周知の事実であるが，amoxapineなどのドーパミン受容体阻害作用を有する抗うつ薬は，パーキンソン病患者の運動障害を悪化させてしまうので，併発しているうつ病治療に

は不向きである。アルツハイマー型痴呆とうつ病の合併も頻度が高い。しかしアルツハイマー型痴呆では，脳内アセチルコリンの欠乏があり，これが認知障害の原因であるといわれているため，抗コリン作用の強い TCAs などの抗うつ薬の処方は避けたほうが良いと思われる。一方，milnacipran においては，従来の抗うつ薬が持っていたムスカリン性アセチルコリン受容体，アドレナリン $\alpha_1$ 受容体，ドーパミン受容体などに対する親和性がほとんどなく，上述したような身体疾患を持つ患者には適切な抗うつ薬であるといえよう[2]。

### 3．他剤との薬物相互作用

身体疾患を合併するうつ病患者に抗うつ薬を投与するにあたっては，その身体疾患に対する治療薬と抗うつ薬との薬物相互作用に十分に注意を払わなくてはならない。現在，その効果と安全性からうつ病治療の first choice となっている SSRIs であるが，薬物相互作用を引き起こしやすいという欠点があるため，他剤と併用しなければいけない状況下にあっては使いにくい抗うつ薬である。

ご存知のように SSRIs は肝臓の cytochrome P450（CYP）を阻害するため（表1），主として肝で代謝を受ける薬剤と併用すると，その薬剤の血中濃度を増加させてしまい，思わぬ副作用を惹起してしまう可能性がある。うつ病の併発が多いとされる，がん，糖尿病，心血管疾患，脳梗塞などの治療薬と SSRIs の併用時に注意しなければいけない相互作用を例に挙げてみる。

抗がん剤である vinblastine は CYP 2 D 6 で代謝を受けることが知られている。Vinblastine の有効血中濃度は狭い範囲にあるため，paroxetine や fluoxetine といった CYP 2 D 6 の阻害作用の強い SSRIs と併用した場合には，容易に toxic reaction が生じてしまうことが予想される。そのため，個々の症例に応じて，vinblastine の用量をデリケートに調整する必要がある[1]。また，血糖降下薬である sulphonylureas と sertraline を同時に投与

表1　SSRIによるヒトcytochrome P450の阻害作用

| SSRIs | Cytochrome P450 | | | | | |
|---|---|---|---|---|---|---|
| | 1 A 2 | 2 C 9 | 2 C 19 | 2 D 6 | 2 E 1 | 3 A |
| Fluvoxamine | ＋＋＋ | ＋＋ | ＋＋＋ | ＋ | 不明 | ＋＋ |
| Sertraline | ＋ | ＋ | ＋〜＋＋ | ＋ | 不明 | ＋ |
| Desmethylsertraline | ＋ | ＋ | ＋〜＋＋ | ＋ | 不明 | ＋ |
| Paroxetine | ＋ | ＋ | ＋ | ＋＋ | 不明 | ＋ |
| Fluoxetine | ＋ | ＋＋ | ＋〜＋＋ | ＋＋＋ | 不明 | ＋ |
| Norfluoxetine | ＋ | ＋＋ | ＋〜＋＋ | ＋＋＋ | 不明 | ＋＋ |
| Citalopram | ＋ | 0 | 0 | 0 | 0 | 0 |
| Desmethylcitalopram | 0 | 0 | 0 | ＋ | 0 | 0 |

注　0：阻害なし，または非常に低い，＋：軽度阻害，＋＋：中等度阻害，
＋＋＋：高度阻害

Greenblattら[5]より転載

するとsulphonylureasの血糖降下作用が増強してしまい，低血糖発作の危険が高まるという報告もある[14]。また，β-blockerは心疾患あるいは高血圧治療に広く用いられているが，fluoxetineと併用した場合，徐脈や低血圧が生じたという報告がみられる[3,16]。はっきりとした原因は不明であるが，fluoxetineとβ-blockerを併用することでβ-blockerの濃度が上昇した可能性があるともいわれている。そのため，我が国で使用されているfluvoxamineあるいはparoxetineにおいてもβ-blockerは併用注意となっている。さらに，脳梗塞の予防薬および治療薬として使われるwarfarinはCYP 2 C 9などで代謝を受けることが示されているためCYP 2 C 9の阻害作用の強いfluoxetineやfluvoxamineのようなSSRIsと併用すると作用が増強され出血傾向が激しくなるとされている[4]。

臨床医としては，身体疾患とうつ病の二重の負荷がかかっている患者をさらに治療薬での副作用で苦しませてしまうことはどうしても避ける必要がある。そのためにも，他剤との併用が余儀なくされる状況においては，薬物相互作用の少ない抗うつ薬が選択されるべきである。MilnacipranはCYPを阻害しないため，肝臓レベルでの薬物相互作用はみられず，併用

薬の血中濃度が上昇することによる副作用発現の心配は少ない。Milnacipr021はその抗うつ効果ではSSRIsと同等あるいはそれ以上と報告されており、さらに、上述したように、薬物相互作用を惹起しにくいという長所がある。これらのことは、身体疾患を合併するうつ病患者の治療薬としては、SSRIsよりもmilnacipranを選択するのが適当である大きな理由になり得るであろう。今後の研究が期待されるところである。

## III. 症例検討

### 1. 心筋梗塞後のうつ病にmilnacipranが著効した症例

症例1　50歳，男性，会社員

高校を卒業後、保険会社に勤務し、主として営業担当として働いていた。現在、母、妻、息子1人との4人家族である。性格はまじめで几帳面であり、仕事のノルマをきちんと達成しようと猛烈に働くタイプであった。しかし最近は、ここ数年間にわたる長引く不況が尾を引いて営業成績が低下し、いくら努力しても目標に届かないためにイライラすることも多くなり、それを紛らわすために飲酒量も増大していった。

X年10月、自宅で夕食をとっていた時、突然の胸痛、息苦しさの出現があり、次第に増強していった。そのため総合病院の救急外来を受診し、心電図、採血などの検査により、心筋梗塞が疑われ、そのまま循環器科へ入院となった。早期に経皮的冠動脈形成術が施行されたため、再開通に成功し、リハビリテーションプログラムに移っていった。心機能に応じてリハビリが進められ、2ヵ月後に無事に職場復帰を果たした。しかし、循環器科の担当医から「仕事もお酒も今までの半分以下にセーブして下さい」と言われていたため、このことがストレスとなり、次第に気分も落ち込むようになっていった。さらに、不眠、食欲低下といった症状も重なり、出社するのもおっくうになってきた。妻が本人の元気のなさを心配し、本人と一緒に循環器科の主治医の外来を訪ねたところ、うつ病の可能性があると

して精神科に紹介となった。

　初診時，明らかに活気がなく，うつむきながらポツリポツリと自分の症状について語っていた。仕事に対する意欲がなくなっているのはもちろんであるが，唯一の楽しみであった釣りにも全く関心を持てなくなり，休日も自宅で横になっていることが多くなっていた。これらの症状により，うつ病と診断し，抗うつ薬治療を開始した。循環器科からの処方は，warfarin，亜硝酸塩，β-blocker の 3 つであったので，これらの薬剤との薬物相互作用を考慮すると SSRIs を選択するのはためらわれた。そのため milnacipran 50mg/day，brotizolam 0.25mg（就寝前）の投与を開始した。

　1 週間後の外来受診時では抗うつ効果あるいは副作用の出現がなかったため，milnacipran の用量を 100mg/day に増加した。投与開始 2 週間後の外来では，「少し動けるようになってきた感じがします」「以前より集中できるようになりました」という発言があり，不眠にも改善がみられていることを語っていた。軽い発汗が出現していたが本人が気にならない程度であったため様子を観察することにした。投与開始 4 週間後には，笑顔もみられるようになり，妻も夫が元気になっていることをはっきり感じることができていた。投薬 8 週間後には，食欲も増加し，倦怠感も著明に減少していた。仕事においても自分の体調に配慮し，セーブしながら余裕を持って取り組めるようになり，ひとまず，寛解レベルに到達したと判断した。

［考察］

　虚血性心疾患はうつ病を併発する可能性が高い疾患であることは多くの疫学的調査から明らかになっている。Hance らは，200人の心筋梗塞患者を診察して，その17％に大うつ病，別の17％に軽症うつ病がみられたことを報告している。さらに彼らは，この患者達を 1 年間フォローし，大うつ病患者の半数は軽快しないか，あるいは軽快しても再発し，さらに，軽症うつ病の患者の半分は大うつ病に発展したと述べている[7]。このことは，臨床医がしっかりとうつ病を捉えて積極的に治療する必要性を示していよう。この患者群に対して SSRIs の有効性を示すいくつかの報告がある。し

かし，個々の症例に実際に遭遇してみると，心疾患に対する薬剤とSSRIsの薬物相互作用が気になり，SSRIsを積極的には投与しづらかった。その点 milnacpran は，循環器科から投与されていた薬剤との薬物相互作用の心配がないため，安心して投与することが可能であり，dose-upも躊躇なく行うことができた。抗うつ薬がその抗うつ効果を十分に発揮できない大きな理由の1つとして用量不足が挙げられるが，milnacipranはこの患者群に対しても十分な用量を使用することが可能であり，治療が成功する可能性が高まることが予想された。

## 2．脳梗塞後のうつ病に milnacipran が著効した症例

症例2　65歳，男性，農業

若い時から農業をして生計を立てていた。現在，妻，息子夫婦，2人の孫との6人家族である。近医にて，高血圧，高脂血症の投薬を受けていたが，大酒家でもあり，どちらの疾患もコントロールが良いとはいえなかった。X年4月，夜間突然に，頭痛，右上下肢のしびれ，および運動障害が発生し，総合病院の救急外来を受診した。CT撮影の結果，左前頭，左頭頂部にかけての低吸収域が認められ，臨床所見とあわせて，脳梗塞と診断された。そのまま内科に入院となり精査，治療が進められることになった。2週間ほどの安静を経た後に少しずつリハビリが開始された。「早く元通りになりたい」との一心で一生懸命リハビリに取り組んだが右上下肢の機能回復は思ったように進まずイライラがつのっていった。内科からリハビリ科に転科となって運動訓練が繰り返されたが，次第にリハビリに対しての意欲が低下し，おっくうさが出てきた。不眠，食欲低下，焦燥感も目立ち始めたため，リハビリ科の主治医より精神科に紹介となった。

初診時の面接では，将来に対しての悲観的な言葉が次々と出てきて，強い抑うつ気分が認められた。息子はあくまでも会社勤務が主たる仕事であり，農業は手伝い程度にしかやっていなかった。そのため，自分が不自由な体になってしまった現在では農業はもう断念しなければならないと思い

込んでいるようであった．うつ病と診断し，milnacipran 50mg/day，brotizoram 0.25mg（就寝前）の投与を開始することにした．それまでの処方は高血圧に対しての Ca-channel blocker，β-blocker，高脂血症に対してのクロフィブレート製剤，さらに血栓，塞栓防止のための小児用バファリンであった．投薬開始1週間後の時点ではうつ症状に変化はみられなかったが，投薬開始2週間後には，少しずつ食欲が出始め，熟眠感も得られるようになってきた．ここで milnacipran の用量を100mg/day に増量してさらに観察を続けた．投薬開始4週間後には，「前より元気が出てきた感じがする」と話し，笑顔もみられるようになっていた．リハビリに取り組む姿勢にも変化があり，「積極さが出てきている」というスタッフのコメントもあった．投薬開始8週間後には，「右半身の機能が完全に回復しなくても，家族と協力しあって農業を続けていければよいと思えるようになってきました」と語り，疾患に対して現実的で自然な対応が取れるようになっていた．抑うつ気分，倦怠感も消失しており，ここで寛解が得られたと判断した．

　［考察］
　脳梗塞に合併するうつ病の頻度は全体の20～30％ぐらいであると報告されているが，実際の臨床現場では，このうつ病の多くは見逃され，患者は積極的な治療を受けていないといわれている．うつ状態はリハビリにも悪影響を及ぼし，患者の機能回復を妨げるため，しっかり診断し治療軌道に乗せることが最も大切である．この患者群に対して，抗うつ薬の効果を調べた研究では，TCAs，trazodone，methylphenidate，SSRIs の有効性を示唆する論文がいくつかみられる．また，最近では，Kimura らが12人の脳梗塞後のうつ病患者に対し milnacipran を試した研究結果を報告している．投薬方法は初期用量を30mg/day に設定して，臨床反応に応じて用量を調節してゆくものであった（最終用量は30～75mg/day）．その結果，10人が6週間の試験を完了し，そのうち7人で寛解（ハミルトンのうつ病評価尺度で7点以下）が得られている[9]．今回の症例でも milnacipran は副

作用を惹起させず，患者に寛解をもたらした。SSRIs は，文献上その有効性が示されているものの，やはり実際患者を目の前にすると，症例1と同様に薬物相互作用の問題が気になり，選択することができなかった。Milnacipran はこの患者群においても，first choice となり得る抗うつ薬であることが示唆された。

### 3．インターフェロン投与中に生じたうつ病に milnacipran が有効であった腎がんの症例

症例3　71歳，男性，無職

　64歳の時に大動脈弁置換術を施行され，その後は warfarin, dipyridamole, furosemide の服用を続けている。半年前から腰痛を自覚していた。2ヵ月前に近医を受診したところ，腰部に腫瘤を指摘され，B病院整形外科へ紹介入院した。精査の結果，左側腎がん，腰椎棘突起転移と診断され，泌尿器科に転科の上で，X年Y月8日に根治的左腎摘出術および椎弓切除術を施行された。Y月27日には放射線科へ転科し，腰椎への放射線照射が開始された。Y＋1月7日より，インターフェロン-α-2a 300万単位×3回/週の投与が開始された。Y＋1月19日，放射線科主治医より精神科に対して，「インターフェロン療法を開始した約1週間後から機嫌が悪く，身体的不調の訴えが多いので診察して欲しい」との依頼があった。

　診察に赴くと，患者さんの表情は険しく，「なんとなく気分が悪くてイライラする」「体中の調子が悪くて仕方がない」と述べていた。看護記録にも，「転科当初はにこやかな老人であったのに，最近は笑顔が全くみられなくなった」という経過が記されていた。インターフェロンにより誘発された抑うつ状態と考え，その投与量を300万単位×1回/週に減量しつつ，trazodone 100mg/day を投与開始した。患者に対しては精神科への転科を勧めたのだが，同意を得られなかった。その後，患者はY＋1月23日に自発的に退院してしまい，外来での治療に切り替わった。Y＋2月中旬には，患者の焦燥感は消退し，抑うつ気分も改善してきていたが，おっく

うさや疲労感は持続していた。また，「インターフェロンを注射後の 2 ないし 3 日間は全身倦怠感が出現するだけでなく気分も落ち込んでつらい」との訴えのため，インターフェロンの投与は300万単位×1回/月に減量されていた。Trazodone の増量を提案したが，口渇が気になるからと拒否されてしまった。そのため，新規抗うつ薬である milnacipran の服用を勧めたところ合意が得られ，Y＋3月7日から処方変更を開始した。まず trazodone を50mg/day に減量しつつ milnacipran 50mg/day の投与を開始し，Y＋3月21日には trazodone を中止して milnacipran 75mg/day のみとした。この処方変更により，Y＋3月31日には口渇は軽減し，Y＋4月中旬には意欲低下や全身倦怠感も改善した。月に1回のインターフェロン注射後にも，気分の落ち込みを感じることはなくなった。その後1年以上にわたりインターフェロン300万単位×1回/月の注射と milnacipran 75mg/day の内服を続けているが，気分も安定した状態を保っており，がんの再発もみられていない[17]。

［考察］

インターフェロン療法にうつ病が併発することはよく知られた事実である。うつ病をうまくコントロールできない場合にはインターフェロン投与が中止となることもあり，治療プログラムの遂行に大きな支障をきたすことになる。Kamata らは，インターフェロン-α をラットの脳室内に投与すると用量依存性に前頭葉のセロトニン，ノルアドレナリン量が低下することを示し，このことがインターフェロン治療中に生じるうつ状態の病態生理に関連していることを示唆している[8]。SNRI である milnacipran はその名の通り，セロトニン・ノルアドレナリン両方の再取り込みを阻害して，抗うつ効果をもたらす薬剤である。インターフェロン療法によるセロトニンおよびノルアドレナリン神経系の機能不全が milnacipran を用いることで改善し，うつ状態から脱することができたのかもしれない。今後，症例を増やしさらに検討を加えてゆきたい。

### 4．パーキンソン病に伴ううつ病に milnacipran が有効であった症例

症例4　62歳，男性，無職

　55歳頃より小さな文字が書きづらくなるという自覚症状が存在していた。次第に歩行時に左足が前に出にくくなり，左足を引きずるようにして歩くようになった。しかし，この歩行障害については，本人の自覚が乏しく，職場の同僚に「歩く格好が変だ」とたびたび言われ，気が付いたということであった。はじめは日常生活に支障がなかったが，ゴルフ場など凹凸のある地面を歩いたりする時には，つまずいて転倒することもあり，だんだん不安になっていった。58歳時より，上記症状に加えて強い腰痛に悩まされるようになり，総合病院の整形外科を受診した。担当医にこれまでの経過を話したところ，神経内科受診を勧められた。そこでの診察の結果，パーキンソン病と診断され，薬物療法が開始された。L-dopa 製剤，dopamine agonist などで一定の改善が得られた後は，症状をみながら薬物調整が行われていた。無事会社を定年退職し，自宅で比較的穏やかに過ごせていたが，62歳の春頃より，倦怠感，抑うつ気分，食欲低下などの症状が出現するようになり，夜も眠れない状態が続くようになってきた。神経内科の主治医に相談したところ精神科の受診を勧められ当科初診となった。

　面接の結果，うつ病と診断し，paroxetine 20mg/day，triazolam 0.25mg（就寝前）の投与を開始した。投与開始2週間ぐらいは症状に変化はみられなかったので，用量を40mg/dayに増量し，さらに2週間観察した。その結果，抑うつ気分がだいぶ改善され，食欲も出てくるようになって来た。またこの時パーキンソン病症状の悪化はみられなかった。そのまま経過を観察していたが，倦怠感，おっくうさ，意欲低下は改善されず，膠着状態となっていた。そこで2週間かけて paroxetine を漸減し，同時に milnacipran を漸増して，milnacipran 100mg/day に固定した。この時，投薬変更にかかわる副作用の出現はなかった。Milnacipran の投与を開始して4週間後には，表情も良くなり「家の仕事もできるようになりま

した」「朝の散歩もしています」と話し，かなり自発的に動けるようになったことを伝えてくれた。パーキンソン症状の増悪もなく，満足のいく回復が得られたと判断した。

　［考察］

　パーキンソン病患者の30〜40％がうつ病を併発することが知られている。この患者群に対してSSRIsの有効性を示唆するいくつかの文献があるが，一方で，SSRIsの使用でパーキンソン症状が悪化したケースも報告されており，使用には注意が必要であると考えられる[10,15]。私たちが知る限りでは，milnacipranがパーキンソン病に伴ううつ病に効果があるという報告はこれまでなされておらず，今回が最初であると思われる。今後は症例を集めて，その効果と安全性についての検討をすすめる必要がある。

## おわりに

　身体疾患を合併しているうつ病患者は今後ますます増加してゆくことが予想される。今まで，このうつ状態は身体疾患の部分症状，あるいは心因反応として捉えられ，積極的な治療がなされることが少なかった。これからは，他科の医師たちと，より密な連携をとり，うつ病という治療可能な疾患を見逃さず診断し，治療軌道に乗せるように努めることが重要となってくるであろう。

　現在のところ，この分野に関して，milnacipranの研究報告はほとんどない。そのため，うまく使いこなすためには，個々の症例を通して得たmilnacipranの臨床知見を諸先生たちから発信していただき，それに検討を加えてゆく作業が必要であると考えられる。Milnacipranは，薬物相互作用が少ないという点でSSRIsの欠点を克服しており，この患者群に対しての強力な治療ツールになり得ると思われる。さらなる研究が期待されるところである。

## 文　献

1) Cheer, S. M., Goa, K. L. : Fluoxetine : a review of its therapeutic potential in the treatment of depression associated with physical illness. Drugs, 61 : 81–110, 2001.
2) Cunningham, L. A. : Depression in the medically ill : choosing an antidepressant. J. Clin. Psychiatry, Suppl. A : 90–97, discussion 98–100, 1994.
3) Drake, W. M., Gordon, G. D. : Heart block in a patient on propranolol and fluoxetine. Lancet, 343 : 425–426, 1994.
4) Duncan, D., Sayal, K., McConnell, H. et al. : Antidepressant interactions with warfarin. Int. Clin. Psychopharmacol., 13 : 87–94, 1998.
5) Greenblatt, D. J., von Moltke, L. L., Harmatz, J. S. et al. : Drug interactions with newer antidepressants : role of human cytochromes P450. J. Clin. Psychiatry, 59 (Suppl. 15) : 19–27, 1998.
6) Guiry, E., Conroy, R. M., Hickey, N. et al. : Psychological response to an acute coronary event and its effect on subsequent rehabilitation and lifestyle change. Clin. Cardiol., 10 : 256–260, 1987.
7) Hance, M., Carney, R. M., Freedland, K. E. et al. : Depression in patients with coronary heart disease. A 12-month follow-up. Gen. Hosp. Psychiatry, 18 : 61–65, 1996.
8) Kamata, M., Higuchi, H., Yoshimoto, M. et al. : Effect of single intracerebroventricular injection of alpha-interferon on monoamine concentrations in the rat brain. Eur. Neuropsychopharmacol., 10 : 129–132, 2000.
9) Kimura, M., Kanetani, K., Imai, R. et al. : Therapeutic effects of milnacipran, a serotonin and noradrenaline reuptake inhibitor, on post-stroke depression. Int. Clin. Psychopharmacol., 17 : 121–125, 2002.
10) Leo, R. J. : Movement disorders associated with the serotonin selective reuptake inhibitors. J. Clin. Psychiatry, 57 : 449–454, 1996.
11) Lustman, P. J., Griffith, L. S., Clouse, R. E. : Depression in adults with diabetes. Results of 5-yr follow-up study. Diabetes Care, 11 : 605–612, 1988.
12) 中根允文, 堤　邦彦, 保坂　隆 : 座談会「わかりやすい精神医学をめざして」. 新薬と治療, 391 : 2–12, 1995.
13) Ross, E. D., Rush, A. J. : Diagnosis and neuroanatomical correlates of depression in brain-damaged patients. Implications for a neurology of depression. Arch. Gen. Psychiatry, 38 : 1344–1354, 1981.

14) Takhar, J., Williamson, P. : Hypoglycemia associated with high doses of sertraline and sulphonylurea compound in a noninsulin-dependent diabetes mellitus patient. Can. J. Clin. Pharmacol., 6 : 12–14, 1999.
15) Tesei, S., Antonini, A., Canesi, M. et al. : Tolerability of paroxetine in Parkinson's disease : a prospective study. Mov. Disord., 15 : 986–989, 2000.
16) Walley, T., Pirmohamed, M., Proudlove, C. et al. : Interaction of metoprolol and fluoxetine. Lancet, 341 : 967–968, 1993.
17) Yoshida, K., Higuchi, H., Takahashi, H. : Favorable effect of milnacipran on depression induced by interferon-α. J. Neuropsychiatr. Clin. Neuroscience, (in press).

# 第10章

# Milnacipran（SNRI）と SSRI を
# どのように使い分けるか

樋 口　　久

## I．うつ病の薬物治療は SSRI 中心でよいのであろうか

### 1．Fluvoxamine が発売された当初の臨床経験から

SSRI が登場し，その後本邦初の SNRI である milnacipran が発売され，うつ病の薬物治療の選択肢の幅は大いに広がった。しかし，各薬剤が発売されてから日が浅いこともあり，どのように使い分けることが望ましいのか，定説がないのが現状である。本章では，我々の研究グループがこれまでに集めた臨床知見を基に，SNRI と SSRI を使い分ける方法について1つの提案をしたいと考える。まずは，SSRI が発売された当初の臨床経験を思い起こしてみたい。

本邦初の SSRI である fluvoxamine が発売されたのは，4年前の1999年のことである。久々に発売された新規の抗うつ薬であり，精神科医のみならず一般診療科の医師の関心も高かった。三環系抗うつ薬（TCA）に匹敵する臨床効果と優れた忍容性を有する薬剤として期待された。しかし，強力なノルアドレナリン（NA）再取り込み阻害能を有する TCA をうつ病治療の主剤として用いてきた著者としては，一抹の不安をぬぐえないでいた。まずは何人かの患者に使ってみようと，軽度〜中等度くらいのうつ病患者に fluvoxamine を投与してみた。すると，これがなかなか良く効くの

である。抑うつ気分や不安感にかなりの改善効果をもたらしてくれた。以下に著効した1例を示したい。

　患者は，70歳代前半の女性である。几帳面で強迫的な性格傾向が強く，様々な身体愁訴があり，神経症として10年以上の精神科通院歴がある。時々抑うつ状態を呈することもあった。夫が病死後徐々に抑うつ的となり，心気的訴えも強くなった。以前から気にしていた軽度の痔核に対して手術を行った。ところが，肛門部の異和感は手術後さらにひどくなり，抑うつ症状も悪化した。自宅の小屋で首吊り自殺をしようとしたところを家族に発見され入院した。入院時は，抑うつ気分，不安感，不眠や食欲低下が認められ大うつ病と診断した。Fluvoxamineを50mg/dayから投与し，75mg→100mg/dayへ増量した。Fluvoxamineの効果は著しく，2週間ほどで抑うつ気分，不安感が改善した。「こんなに気分が良いのは初めてだ」と患者も話していた。入院後1ヵ月ほどで退院することができた。

　このように自殺企図を伴ううつ病患者にfluvoxamineが著効したことから，次に，TCAが最もよく反応するといわれるメランコリーを伴う大うつ病患者にfluvoxamineを投与してみることにした。患者は40歳代の男性である。真面目，仕事熱心で着々と出世し，勤めている会社の部長に昇進した。出世したことで張り切りすぎ，土日も出勤するほどだった。昇進した年の秋頃から，抑うつ気分，意欲低下がみられるようになり精神科外来を受診した。著明な食欲低下，中途覚醒型の不眠，気分の日内変動がみられ，メランコリーを伴う大うつ病と診断した。病前性格は他者配慮性が高く，仕事熱心であり，教科書的なメランコリー親和型性格，執着性格と考えられた。Fluvoxamineを50mg/dayからスタートし，100mg→200mg/dayまで増量した。約2ヵ月にわたって治療を行ったが，抑うつ気分や不安感にはいくらか改善がみられたものの，意欲低下や集中力低下，食欲低下に対してはほとんど効果がなかった。そのため，fluvoxamineからTCAと同系統のamoxapineへ薬物を変更した。Amoxapine（150mg/day）の効果は著しく，投与開始2週後には抑うつ気分，不安感は改善し，4～6週

第10章　Milnacipran（SNRI）と SSRI をどのように使い分けるか　133

後には意欲低下とそれに伴う倦怠感も消失し，寛解状態となった。

　上述した典型的な大うつ病患者に対して fluvoxamine が効果を示さなかったことから，SSRI が有効なうつ病患者とはどのような患者なのか，疑問が湧いてきた。折りしも精神科医の勉強会に出席した際に，fluvoxamine の効果について何人かのドクターに尋ねてみた。すると，その評価がまちまちなのである。あるドクターは「非常によく効く。いい薬だ」と言い，別のドクターは「さっぱりダメだ。TCA の方がよい」と言う。著者が経験したような fluvoxamine の治療反応性の個体差を他の精神科医も経験しているのではないかと思った。しかし，少数例の治療経験からでは結論を出すことはできない。そのため，多数のうつ病患者を対象に，fluvoxamine の治療反応性に関する臨床研究を行うことにした。

**2．SSRI の治療反応性を予測することはできないか**

　抗うつ薬の治療反応性を予測する様々な研究がこれまで行われてきた。代表的なものは，抗うつ薬の血中濃度など薬物動態パラメータからその治療反応性を予測するものである。Asberg ら[2]が，nortriptyline に治療有効濃度域（therapeutic window）があることを報告して以来，imipramine については sigmoid 型の治療反応性（ある血中濃度以上になると有効性が高くなる）が報告されている[11]。確かに，投与量が少なく十分な血中濃度に達しなければ臨床効果に乏しくなることは当然と言える。しかし，血中濃度についての検討だけでは，薬物が作用する脳内のトランスポーターや受容体などの薬物反応性，つまり薬力学的な治療反応性の個体差を明らかにすることはできない。そのため，fluvoxamine の血中濃度を測定する一方で，セロトニントランスポーター（5 HTT）やセロトニン（5 HT）受容体などの遺伝子多型（genetic polymorphism）と臨床効果の関係を調べることにした。5 HTT は SSRI の直接の作用部位であり，SSRI はここに結合することで 5 HT の再取り込みを阻害し，シナプス間隙の 5 HT 量を増加させる。5 HTT 遺伝子の遺伝子多型としては，プロモーター領域の 5

HTT gene linked polymorphic region（5 HTTLPR）にある44bp insertion（*l*） or deletion（s）の多型[22]と第2イントロンにある17bpの繰り返し配列の多型である variable-number-tandem-repeat（VNTR）[26]がよく研究されてきた。54名の大うつ病患者に対し，200mg/day（最初の1週は50mg，2週目は100mg，それ以後は200mg/dayへ漸増する）の fluvoxamine を6週間にわたって投与し，臨床効果とこれらの遺伝子多型との相関を調べた。その結果，5 HTTLPR については，s allele の発現頻度が responder において有意に高い知見が得られたが[37]，VNTR については有意な相関がみられなかった[16]。

　5 HTTLPR の遺伝子多型と fluvoxamine の治療反応性に関する我々の知見は，韓国人を対象にした Kim ら[20]の研究報告とほぼ同じ内容であったが，白色人種を対象にして行われた Smeraldi ら[30]の研究とは全く相反するものであった。s allele と *l* allele の発現頻度は白色人種と日本人では全く逆（日本人 s：*l* = 79：21，白色人種 s：*l* = 42：58）となっており[37]，5 HTTLPR の遺伝子多型と SSRI の治療反応性の相関は人種によって違うものなのか，さらなる検討が必要と考えられる。この他，5 HT$_{2A}$ 受容体遺伝子のプロモーター領域にある -1438G/A 多型[29]ならびに 5 HT の合成酵素である tryptophan hydroxylase 遺伝子の第7イントロンにある A218C 多型や代謝酵素である monoamine oxidase-A（MAO-A）遺伝子のプロモーター領域にある VNTR 多型[38]と fluvoxamine の臨床効果との関連を調べたが，いずれも有意な相関はみられなかった。また，fluvoxamine 投与による嘔気の出現と上記の各遺伝子多型との関連を調べたが，有意な相関はみられなかった[33]。

　このように SSRI の治療反応性を予測する遺伝子多型として確立されたものは現在のところない。SSRI は強力な 5 HT 再取り込み阻害能を有するため，5 HT 神経系の機能不全がその病態に深くかかわる患者に対しては，優れた治療効果をもたらすものと考えられる。SSRI の治療反応性を生物学的マーカーによって予測することができれば，抗うつ薬の使い分け

方法は明確なものとなるのであるが，その予測因子が見つかっていない現状では，SSRI の non-responder も多数でてきてしまうことになる。SSRI は，強力な 5HT 再取り込み阻害能を有する single action の薬剤であるが故に，治療反応性の個体差が大きく，逆に使いにくい面がある薬剤なのかもしれない。

## 3．メランコリーを伴う大うつ病（内因性うつ病）に対してSSRI，SNRI はTCA と同等の効果を有するか

先の項目においては，fluvoxamine がメランコリーを伴う大うつ病患者に対して十分な効果を持つのか？という疑問を呈したが，SSRI を好んで用いる先生方からは，「1～2例くらいの臨床経験からそんなことを言ってもいいのか」とお叱りを受けそうである。もちろん，著者は，その他何人かのメランコリーを伴ううつ病患者に fluvoxamine を投与してみたが，TCA に匹敵する効果は得られなかった。呈示したのはその代表例である。

これまでに，SSRI と TCA の臨床効果を比較した二重盲検試験は多数あり，その大半では，両者はほぼ同等の効果を有すると報告されている。例えば，大うつ病の外来患者を対象として fluvoxamine, imipramine, プラセボ投与の3群の臨床効果を比較した2つの試験[4,8]においては，fluvoxamine と imipramine の臨床効果は同等であり，プラセボに勝ると結論づけられている。また，paroxetine の場合も，非常に多数の外来の大うつ病患者を対象とした二重盲検試験において，imipramine[9]，amitriptyline[3]，clomipramine[28]とほぼ同等の臨床効果を有することが示されている。これら研究成績から，外来患者を中心とした，中等度くらいまでの大うつ病患者に対しては，SSRI は TCA と同等の臨床効果を有すると考えられる。それに対して，メランコリーを伴う大うつ病あるいは入院中の重症の大うつ病患者を対象とした試験は少ない。重症のうつ病患者に対して二重盲検試験を行うのは治療の観点からみて難しいのではあるが，その薬剤の抗うつ作

用を評価するためにはどうしても必要な試験なのである。

　内因性うつ病（メランコリーを伴う大うつ病）の入院患者を対象に，SSRI と TCA の臨床効果を比較した二重盲検試験のうち，優れたスタディデザインを用いて多数の患者を対象に行われたのは，Danish University Antidepressant Group が行った2つの試験である。最初に行われた citalopram 40mg/day（n＝45）と clomipramine 150mg/day（n＝40）との比較試験では，試験終了時の5週目において，ハミルトンうつ病評価スケール（HDRS）の得点が7点以下となった寛解患者の割合は，clomipramine 投与群62％に対して citalopram 投与群では34％であった[6]。次に行われた paroxetine 30mg/day（n＝56）と clomipramine 150mg/day（n＝46）の比較試験においても，試験終了時の6週目における寛解患者の割合は，clomipramine 投与群56％に対して paroxetine 投与群では25％にすぎなかった[7]。薬物治療が最も奏効すると言われる内因性うつ病患者に対する SSRI の効果は TCA に及ばないものであった。その後，入院中のメランコリーを伴う大うつ病患者を対象として，amitriptyline と paroxetine の効果を比較した二重盲検試験が行われ，両者の効果はほぼ同等と報告された[32]。しかしこの研究においては，HDRS の最終得点が14点以下になった患者の割合が両群で同等としており，7点以下となった寛解患者の割合は示していない。

　それでは，SNRI である milnacipran の場合はどうであろうか。Kasper ら[18]の報告によれば，milnacipran 100mg/day 投与群（n＝410）と imipramine または clomipramine 150mg/day 投与群（n＝432）の臨床効果を比較した7つの二重盲検試験のメタアナリシスの結果では，両群は同等の臨床効果を有し，HDRS の得点が7点以下となった寛解患者の割合は，milnacipran 投与群39％，imipramine または clomipramine 投与群で42％と同等であった。この研究成績の中でも，寛解率が milnacipran 投与群と TCA 投与群で同等であったことは注目してよい点であろう。Milnacipran と同じ SNRI である venlafaxine についても寛解率は SSRI に比べて有意に

## 第10章 Milnacipran（SNRI）とSSRIをどのように使い分けるか

高いとする報告がある[34]。また，milnacipranとSSRIの臨床効果を比較した研究においては，milnacipran 100mg投与群の有効性はfluvoxamine 200 mg/day投与群よりも有意に高いとする報告[5]もあるが，まだまだ臨床研究が少ない状況にある。

次に，メランコリーを伴う大うつ病患者に対するmilnacipranの効果について考えてみたい。Ansseauら[1,36]は，内因性うつ病の診断基準を満たす入院中の大うつ病患者に対して，milnacipranとamitriptylineの臨床効果を比較検討した。その結果，milnacipran 200mg/day投与群（n＝44）とamitriptyline 150mg/day投与群（n＝43）の臨床効果は同等であった。この試験では，試験開始時のMontgomery Åsberg Depression Rating Scale（MADRS）得点の平均値が約40点という重症のうつ病患者を対象としたものであり，milnacipranの重症うつ病に対する有効性を示唆している。その後，同じ研究グループが症例数を増やして，milnacipran 100mg/day投与群（n＝93），milnacipran 200mg/day投与群（n＝96）の臨床効果を比較しているが，両群の有効性に有意差はみられなかった[12]。しかしこの試験では，試験開始時MADRSスコアの平均値は各群において約32点であり，内因性うつ病ではあるが，最初の試験と比べて重症患者の割合は少なくなっていると考えられる。また，Fukuchiら[10]は，HDRSが高得点のより重症のうつ病患者においては，milnacipranの有効性がfluvoxamineより有意に高いと報告している。

著者は第2章において，milnacipran 100mg/dayが著効を示したメランコリーを伴う大うつ病の2症例を呈示した。このうちの1症例においては，その後うつ症状の軽度悪化がみられ，150mg/dayへ増量してからうつ症状は消失し安定した状態を保っている。このような経験もあり，より重症のうつ病患者に対しては，150mg/day程度までは増量することにしている。今後，重症のうつ病患者に対する，milnacipran高用量（150〜200mg/day）の有効性は検討の必要があると考えられる。

本項目で述べてきたことをまとめると，SSRIは中等度くらいまでの大

うつ病患者に対してはTCAと同等の効果を有すると考えられる。しかし，メランコリーを伴う大うつ病などより重症のうつ病患者に対するSSRIの効果はTCAに及ばない可能性もある。SNRIであるmilnacipranは，TCAと同等の効果を有すると考えられるが，寛解率もTCAに匹敵する点は注目すべきである。Milnacipranの重症うつ病に対する臨床効果は十分に検討されていないが，150mg/day以上の高用量においてTCAの有効性に相当する可能性があり，今後の検討が必要である。

## II. 症 例 検 討

### 1. SSRIよりもmilnacipranが有効であった症例

第4章「他の抗うつ薬からmilnacipranへ切り替える際の注意点」において，SSRIからmilnacipranへ切り替えることでうつ症状に改善がみられた症例を呈示した。今回は，SSRIが有効であったもののうつ症状が再発し，milnacipranへ切り替えた症例を呈示したい。

<u>症例1　48歳，女性，主婦</u>

農家に嫁ぎ，主婦のかたわらパートの仕事などをしてきた。神経性胃炎の診断にて近医に通院したことがある。

46歳時，職場における仕事上のミスや対人関係で悩みはじめ，頭痛，嘔気，食欲低下，不安感などがみられた。産婦人科医より更年期障害，神経症と診断され，trazodoneなどが処方された。症状に改善がみられず，同年，当院を受診した。神経症，抑うつ状態と診断され，trazodone 100mg/day，桂枝茯苓丸などが処方された。翌年春に仕事を辞め，不安感は軽減したが，倦怠感や食欲低下を時折訴えていた。

X年（48歳時）4月，著者が治療を担当することになった。イライラ感が目立ち，時折，食欲低下や倦怠感がみられるとのことであった。軽度の意欲低下を認めたが大うつ病の診断基準は満たさなかった。漢方薬を中止し，paroxetine 10mg/dayを処方した。特に副作用はなく，2週後に20

mg/dayへ増量した。その後，めまいや頭痛を時折訴えるものの，不安感は軽減し，農作業の手伝いもしていた。しかし9月に入るとおっくうさが目立つようになり，集中力低下や早朝覚醒もみられるようになった。Paroxetineにより不眠が強くなったのかと思い，paroxetineを中止しfluvoxamine 100mg/day（2分服）を処方した。ところが，不眠がますます強くなり，2週後にはfluvoxamineを中止し，milnacipran 50mg/day（2分服）を処方した。Milnacipranへ処方を変更してから1ヵ月程してからおっくうさがなくなり，夜も眠れるようになった。X＋1年2月，娘の結婚問題が持ち上がり，やや不安定となったが，娘の希望通り結婚を許すことにした。7月に結婚式が終わり，気持ちの整理もついたようだった。この間うつ症状の再発はなかった。現在は，家事や農作業に従事しており，おっくうさを訴えることもない。10月に受診した際には，「すっかりよくなりました。ここ2年くらい私はうつ病だったんですね」と語っていた。その後もmilnacipran 50mg/dayを継続して処方している。

［考察］

この症例は，頭痛，嘔気，めまいなどの様々な身体愁訴がみられ，更年期障害，神経症と診断され，抗うつ薬による積極的な治療が行われないできた患者である。性格的にも几帳面で神経質，心配性であり，抑うつ状態を伴う神経症と診断されたのは間違いではない。当初，paroxetineが不安感や身体愁訴の軽減に有効であった。しかし3～4ヵ月後には，意欲低下や集中力低下ならびに強い不眠がみられるようになった。Paroxetineが有効であったことから，paroxetineの副作用として不眠が強くなったのか，と考えた。しかし，その後の経過を考えれば，軽度のうつ病の部分寛解状態の患者にうつ症状の再燃が起こり，大うつ病エピソードを呈したということであろう。Milnacipranに切り替えた最大の理由は，おっくうさ，倦怠感などの意欲低下症状が目立ったためである。Milnacipranはこの意欲面の改善に著効を示した。娘の結婚問題が起こりうつ症状の再発が危惧されたがなんとか乗り切り，milnacipran投与後1年が経過し，2～3年に

わたって続いた今回のうつ病エピソードから完全に回復した。「先生，すっかりよくなりました」「うつ病から治りました」と語った患者の笑顔が印象的であった。

### 2．Milnacipran よりも SSRI が有効であった症例

Milnacipran が有効であった症例ばかり呈示するのは片手落ちであろうと考える。ここに呈示するのは，症例1と同じく産婦人科医より紹介された患者であり，最初の診断名も神経症（パニック障害），抑うつ状態と同じである。

<u>症例2　33歳，女性，主婦</u>

短大を卒業し，26歳で結婚した。現在は，2歳，6歳の2人の男の子を育てている。実家の父母と同居して生活している。

31歳時，次男を出産し，この時に父母と同居することになった。夫と父親の折り合いが悪く，子育ての負担もあって，頭痛，めまい，不眠，不安感などの症状がみられるようになった。産婦人科医院を受診し，自律神経失調症と診断された。Sulpiride 150mg/day，maprotiline 30mg/day などを投与され治療を受けていたが，不安感が強く，時折パニック症状もみられるようになり，X年9月18日（33歳時）当院を受診した。初診時表情は抑うつ的であり，急に泣き顔になるなど情緒的に不安定だった。意欲低下も認められた。大うつ病エピソードを伴うパニック障害と診断した。前医から処方の抗うつ薬を中止し，milnacipran 50mg/day（2分服）を処方した。患者の希望により，2日後100mg/dayへ増量した。不安感は少し軽減したが，食欲がなく，患者の希望により9月28日より sulpiride 150mg/day を併用した。10月2日，食欲は少し出てきたものの集中力や意欲に乏しいため，milnacipran を125mg/day（3分服）へ増量した。10月11日受診時，不安感が強く，「むなしさがこみ上げてきて泣きたくなる」と話すため，milnacipran を中止し，fluvoxamine 75mg/day を処方した。10月18日，不安感はかなり軽減し，「だいぶ楽になった」と話すため fluvoxamine

を100mg/dayへ増量した。その後sulprideによると思われる月経不順と乳汁分泌が起こり，患者はfluvoxamineの影響と判断してfluvoxamineを勝手に中止してしまった。11月5日，月経不順の理由を説明した上でsulprideを中止し，fluvoxamine 100mg/dayを再投与した。夫とのトラブルが絶えず，休息を希望して11月14日〜12月22日まで入院した。入院中はパニック発作もなく，抑うつ気分，不安感も軽減していた。しかし，意欲低下が続いているため，fluvoxamine 100mg/dayへTCAであるnortriptyline 50mg/dayを追加した。Nortriptylineを加えてから意欲低下も改善をみせ，現在も外来へ通院している。

［考察］

この症例は大うつ病エピソードを有するが，パニック障害を合併する患者である。抑うつ気分，不安感，パニック発作の軽減にはmilnacipranよりもfluvoxamineが明らかに有効であった。しかし，意欲低下が持続していたため，ノルアドレナリン（NA）再取り込み阻害作用の強力なnortriptylineを併用し，うつ病エピソードはひとまず寛解状態になった。第4章において，本症例と同様に，fluvoxamineとnortriptylineの併用により寛解状態に到った大うつ病エピソードを有する神経症患者を呈示した。著者は，抑うつ気分や不安感の改善にSSRIが極めて有効な症例にはSSRIを主剤として用いているが，意欲面の改善が思わしくない時には，nortriptylineなどのTCAを併用することが多い。Paroxetineは，CYP450 2D6の強力なinhibitorであるため，2D6で代謝されるTCAとの併用は避けるべきである。そのためTCAとの併用がしやすいfluvoxamineをSSRIとして用いることが多い。SSRIは様々なCYP450酵素活性を抑制するため，薬物相互作用が起こりやすい。腎排泄性のmilnacipranは薬物相互作用が少なく，他科疾患を有し併用薬の多いうつ病患者の治療に重宝することが多い。この話題については，第9章「身体疾患を合併したうつ病患者に対するmilnacipranの効果」を参照されたい。

## Ⅲ．うつ病の薬物治療成績を向上させるために

### 1．Dual action の抗うつ薬が望ましいのであろうか

　SSRIが登場した後も選択的 NA 再取り込み阻害薬（NRI）であるreboxetine，そして SNRI である milnacipran, venlafaxine と次々に新規の抗うつ薬が市場に投入されてきた。臨床医としてはどれをうつ病治療の中心的薬剤として使えばいいのかとまどってしまう現状にある。各薬剤にはそれぞれメリット，デメリットがあるだろうが，肝腎の抗うつ作用を高めるためには，single action で行くべきか dual action で行くべきか研究者の間でも意見が分かれるところであろう。この問題を考える上で示唆に富む論文を以下に紹介したい。

　その論文は SSRI がヨーロッパで使われ始めた頃の1984年に van Praag[35]が書いたものである。van Praag は 5 HT の前駆物質である L- 5 -hydroxy-tryptophan（5 HTP）の抗うつ作用を明らかにし，5 HTP 投与患者の髄液中においては，5 HT のみならず，NA やドーパミン（DA）の代謝物濃度の増加がみられることを報告した。5 HTP が有効であったうつ患者のうち 1 ヵ月程で効果が消失してしまう約20％の患者では，髄液中の 5 HT 代謝物濃度の増加は維持されているものの，NA や DA の代謝物濃度は低下していることを示した。これらのことから，van Praag は，5 HT のみならず，NA や DA などのカテコラミンの利用効率も高めることが十分な抗うつ作用を発揮するために必要であり，抗うつ薬の選択性を高め，single action の薬剤とすることに異議を唱えた。その後，1986年に先に紹介したDanish University グループの SSRI と clomipramine（TCA の中で最も強い5 HT 再取り込み阻害能を有し，その代謝物は強力な NA 再取り込み阻害能を有する）の臨床効果を比較した研究へと進み，dual action の抗うつ薬の優位性が示された。また，Nelson ら[24]は，入院中の重症のうつ病患者に対しては，NRI といってよい desipramine 単独で治療するよりも，

desipramine に SSRI である fluoxetine を併用し，dual action の形で治療する方が臨床効果に優れると報告した．しかし，SSRI の爆発的な普及に伴って，これらの研究結果は顧みられなくなったようである．

もっとも，SSRI や NRI など single action の薬剤といってもそれぞれ 5 HT 系，NA 系にしか働かないわけではない．SSRI により 5 HT の利用効率が高まりシナプス後部の $5HT_2$ 受容体の down regulation が起これば，それを介して NA 神経系の活動性を高めることもあろうし[25]，NRI は $α_1$ 受容体を介して 5 HT 神経系の活動性も高めると考えられる[31]．これらの single action の薬剤によって患者を寛解状態にできればそれはそれでよいのかもしれない．しかし，治療初期においては SSRI が有効であった患者が，数ヵ月後にうつ症状が再燃し，結局 SNRI である milnacipran へ切り替える経験を何度もした著者としては，最初から dual action の SNRI で行くべきではないかと考える．これは，SSRI から milnacipran へ切り替えてからの患者の状態の安定性ならびに意欲面の症状の改善からみてもそのように考える．ただし，著者とは考えを異にする研究者も多数いるであろうし，dual action の優位性が本当に正しいのか今後さらに検討が必要とも考えられる．

## 2．部分寛解状態の患者に完全寛解をもたらすためには

これまでの研究により，外来患者を中心とした大うつ病患者においては，SSRI が TCA とほぼ同等の効果を示すことを先に述べた．これらの臨床研究においては，HDRS や MADRS などのうつ病評価スケールの得点が治療前に比べ50％以上低下した患者を responder と定義している．つまり，HDRS が治療前に32～33点であった患者の得点が試験終了時に14点くらいに低下すれば responder と判定されるわけである．しかし，HDRS14点程度ではうつ病が治ったとは言い難く，病前と同じ社会的な活動を行うことは無理である．無理に復職すると，仕事に対する集中力や根気が続かず，うつ症状の再燃につながってしまう．このような部分寛解状態の患者

に完全寛解をもたらすことが極めて重要なのである。

上述した部分寛解状態の患者の臨床像について，Stahl は[31]その教科書の中で以下のように整理している。

①無気力な薬物反応者（Apathetic responders）

　a）抑うつ気分の軽減

　b）快感喪失の持続，動機づけの欠如，性欲の減退，興味の欠如，情熱の喪失

②不安の強い薬物反応者（Anxious responders）

　a）抑うつ気分の軽減

　b）不安感の持続，特に全般的な不安感

　c）過度の心配，不眠，身体愁訴

これをみてもらうと，無気力な怠け者ないしは不定愁訴の多い神経症的な患者が多いことが理解されるだろう。このような部分寛解状態の患者を，「これはうつ病患者ではなく神経症の患者なのだ。だから抗うつ薬が効きにくいのだ」と考えてしまい，十分な薬物治療をあきらめてしまうことだけは避けなければならない。

このような抑うつ気分は軽減したものの意欲低下や興味の欠如などが目立つ患者に対しては，どのような抗うつ薬が望ましいのであろうか。以前より Kielholz の抗うつ薬の分類により[19]，desipramine や nortriptyline など NA 再取り込み阻害能の強力な薬剤が意欲低下により有効であり，5HT 再取り込み阻害能も強い imipramine や clomipramine は抑うつ気分に対する効果に優れると言われてきた。この Kielholz の説はその後否定されてしまったが，imipramine や clomipramine もその活性代謝物が強力な NA 再取り込み阻害能を有することを考えれば，desipramine や nortriptyline との差が出にくいのは当然とも思える。しかし，NRI である reboxetine が登場し，SSRI との臨床効果を比較できるようになった昨今においては，Kielholz の説もあながち間違いでもないようである。

Montgomery の総説[23]によれば，reboxetine と fluoxetine の二重盲検試

験の結果では，responder の比率は両者において差はなかったが，HDRS の work and activities スコアの点数の減少度は reboxetine が有意に優れていた。また仕事や趣味への興味，社交性など患者の社会的機能を評価する Social adaptation self-evaluation scale（SASS）の得点は reboxetine が有意に高く，NRI が意欲低下，興味の欠如などの症状に優れた効果を示すことが明らかにされた。これらのことから，Healy ら[13]は，軽度～中等度のうつ病患者でも活動性の低下や倦怠感が目立つ患者には，reboxetine のような NA 系の機能を高める薬剤が有効ではないかと述べている。

このように抑うつ気分や不安感などの気分面の症状だけでなく，意欲低下や興味の欠如など意欲面の症状を治療することの重要性が認識されつつある。意欲低下が持続してしまい十分な社会的機能を発揮できなくなる慢性うつ病の患者を減らすためにも，NA 再取り込み阻害能を有する milnacipran の重要性は高まってくるのではないかと考えている。

### 3．Milnacipran と SSRI の使い分け方法についての提案

現在著者は，以下のような点に留意して milnacipran，TCA と SSRI を使い分けている。

①SSRI が優れた効果を発揮する強迫性障害，パニック障害，社会不安障害（以前は対人恐怖，赤面恐怖などと診断された）の患者に合併する大うつ病エピソードまたは抑うつ状態に対しては SSRI を first choice として用いる。

②大うつ病エピソードの患者に対しては milnacipran を用いる。神経症に伴う抑うつ状態であっても，意欲低下により社会的活動性に低下を認める場合は milnacipran を用いる。メランコリーを伴う大うつ病，重症のうつ病患者に対しては milnacipran を150mg/day までは投与する。

③Milnacipran によって寛解状態に到らない場合は，dual action で働く，clomipramine ないしは imipramine に切り替える。

上記のように，著者はうつ病治療の中心的薬剤として SNRI である milnacipran を用いている。これは意欲低下などの症状を残してしまう患者を少しでも減らそうとするためである。著者の臨床的実感から言っても，より症状の重いうつ病患者に対してTCAとSSRIが同等の効果を有するとは思えない。例えるならば，重爆撃機と軽爆撃機くらいの差はありそうである。意欲低下や精神運動抑制など難物の症状を一気に粉砕して寛解に到らしめる力がSSRIには足りないように感じる。Milnacipranは同一量を投与した時の定常状態血中濃度の個体差が3～4倍と小さいために投与量の調整が容易である[14,15]。また，TCAと同じくNA再取り込み阻害能を有するため意欲面の症状に対する効果も期待できる。TCAよりも副作用が少なく忍容性に優れることから使い回しがよく，軽重爆撃機といったところだろうか。

学術書の記事には不謹慎な例えとなったことをお許し願いたい。要するに，milnaciprNが軽症から比較的重症のうつ病まで幅広くカバーできる薬剤であることを言いたかったのである。SSRIをよく用いる先生方の中には「軽度～中等度のうつ病にはSSRIを用いて，それでダメならTCAにすればいいじゃないか」という意見もありそうである。しかし，治療初期には軽症のうつ病と思っていた患者が次第にメランコリーの症状を現してくる場合もあるし，繰り返し述べているように，意欲低下が遷延してしまうこともよくみられる。そのため，TCAとSSRIを両端において，真ん中にはバランスのとれたSNRIがある方がよいように思える。①に述べている強迫性障害などの患者に合併するうつ病エピソードにSSRIを優先して用いる考えは著者独自のものでなく，Potterらの総説[27]に書かれていることを参考にしたものである。

意欲低下や興味の欠如などの意欲面の症状に対する注目は最近高まってきており，薬物治療に抵抗する難治性うつ病の状態像を考える上でも重要である[21]。国内においては笠原嘉先生が，その著書『軽症うつ病』[17]の中において，意欲低下，おっくうさがうつ病の薬物治療の最後になっても残る最も治療の難しい症状であることを述べている。ヨーロッパにおいて

reboxetine が登場し，意欲面の症状に対する関心が高まる1990年代後半以前にこの事実に気づかれた先生の慧眼には驚く他はない。先生の著書から多くのヒントを得たことを申し述べておきたい。

## おわりに

第2章において，著者が住む秋田県は自殺率が全国一であることを述べた。秋田県において自殺が多い理由ははっきり分かっていない。全国一少ないといわれる年間日照時間，経済的な問題など色々な要因が関係しているのであろう。そんな中で著者が気になっている秋田の方言を1つ紹介したい。それは，冷病みこき（ひやみこき）という言葉である。これは，大した病気でもないのに調子が悪いといっては仕事を休む怠け者の蔑称である。働かない者を蔑む秋田の風土が生んだものだろう。これを考えれば，秋田はうつ病患者にとっては苛酷な土地柄ではないだろうか。

これまで述べてきたように，部分寛解状態で慢性化したうつ病患者は冷病みこきのように見えてしまうことに注意して欲しいのである。高齢化の進む地方においては，秋田と同じように冷病みこきと罵られ，厄介者扱いされてしまううつ病患者が多数いるのではないだろうか。このような患者さんたちが自殺に追い込まれることがないように十分な抗うつ薬治療が望まれるところである。Milnacipran は SSRI とは異なり，NA 再取り込み阻害能を有することから，意欲低下が目立つうつ病患者に対しても優れた効果が期待できる。Milnacipran を SSRI が十分な効果を示さないうつ病患者や慢性化したうつ病患者に対して試してみる価値は高いと考えられる。本書がうつ病の薬物治療を考える上で何かのお役に立てたなら望外の喜びである。

### 文　献

1）Ansseau, M., von Frenckell, R., Papart, P. et al. : Controlled comparison of milnacipran (F2207) 200mg and amitriptyline in endogenous depressive inpatients. Hum. Psychopharmacol., 4 : 221-227, 1989.

2) Åsberg, M., Cronhlm, B., Sjoqvist, F. et al. : Relationship between plasma level and therapeutic effect of nortriptyline. Br. Med. J., 3 : 331-334, 1971.
3) Bignamini, A. and Rapisarda, V. : A double-blind multicenter study of paroxetine and amitriptyline in depressed outpatients. Int. Clin. Psychopharmacol., 6(4 suppl.) : 37-41, 1992.
4) Claghorn, J. L., Earl, C. Q., Walczak, D. D. et al. : Fluvoxamine maleate in the treatment of depression : A single-center, double-blind, placebo-controlled comparison with imipramine in out patients. J. Clin. Psychopharmacol., 16 : 113-120, 1996.
5) Clerc, G. : Antidepressant efficacy and tolerability of milnacipran, a dual serotonin and noradrenaline reuptake inhibitor : a comparison with fluvoxamine. Int. Clin. Psychopharmacol., 16 : 145-151, 2001.
6) Danish University Antidepressant Group : Citalopram : clinical effect profile in comparison with clomipramine. A controlled multicenter study. Psychopharmacology (Berl), 90 : 131-138, 1986.
7) Danish University Antidepressant Group : Paroxetine : a selective serotonin reuptake inhibitor showing better tolerance, but weaker antidepressant effect than clomipramine in a controlled multicenter study. J. Affect. Disord., 18 : 289-299, 1990.
8) Fabre, L., Birkhimer, L. J., Zaborny, L. F. et al. : Fluvoxamine versus imipramine and placebo : a double-blind comparison in depressed patients. Int. Clin. Psychopharmacol., 11 : 119-127, 1996.
9) Feighner, J. P., Cohn, J. B., Fabre, Jr., L. F. et al. : A study comparing paroxetine placebo and imipramine in depressed patients. J. Affect. Disord., 28 : 71-79, 1993.
10) Fukuchi, T. and Kanemoto, K. : Differetial effects of milnacipran and fluvoxamine, especially in patients with severe depression and agitated depression : a case-control study. Int. Clin. Psychopharmacol., 17 : 53-58, 2002.
11) Glassman, A. H., Perel, J. M., Shostak, M. et al. : Clinical implications of imipramine plasma levels for depressive illness. Arch. Gen. Psychiatry, 34 : 197-204, 1977.
12) Guelfi, J. D., Ansseau, M., Corruble, E. et al : A double-blind comparison of the efficacy and safety of milnacipran and fluoxetine in depressed inpatients. Int. Clin. Psychopharmacol., 13 : 121-128, 1998.
13) Healy, D. and McMonagle, T. : The enhancement of social functioning as a therapeutic principle in the management of depression. J. Psychopharmacol., 11(suppl. 4) : s25-s31, 1997.

14) Higuchi, H., Yoshida, K., Takahashi, H. et al. : Remarkable effect of milnacipran in the treatment of Japanese major depressive patients. Hum. Psychopharmacol., 17 : 195–196, 2002.
15) Higuchi, H., Yoshida, K., Takahashi, H. et al. : Milnacipran plasma levels and antidepressant response in Japanese major depressive patients. Hum. Psychopharmacol. (in press).
16) Ito, K., Yoshida, K., Sato, H. et al. : A variable number of tandem repeats in the serotonin transporter gene does not affect the antidepressant response to fluvoxamine. Psychiatry Res., 111 : 235–239, 2002.
17) 笠原 嘉：第6章うつ病が少し長引くとき．軽症うつ病─「ゆううつ」の精神病理，pp. 172–210, 講談社現代新書, 講談社, 東京, 1996.
18) Kasper, S., Pletan, Y., Solles, A. et al. : Comparative studies with milnacipran and tricyclic antidepressants in the treatment of patients with major depression : a summary of clinical trial results. Int. Clin. Psychopharmacol., 11 (suppl. 4) : 35–39, 1996.
19) Kielholz, P. (清水信訳)：抗うつ薬の作用スペクトラム．臨床精神医学, 7 : 807–814, 1978.
20) Kim, D. K., Lim, S. W., Lee, S. et al. : Serotonin transponter gene polymorphism and antidepressant response. Neuroreport, 11 : 215–219, 2000.
21) 小山 司，井上 猛，樋口 久他：難治性うつ病の治療戦略─現状と将来．Progress in Medicine, 21 : 211–227, 2001.
22) Lesh, K. P., Bengel, D., Heils, A. et al. : Association of anxiety-related traits with a polylmorphism in the serotonin transporter gene regulatony region. Science, 274 : 1527–1530, 1996.
23) Montgomery, S. : Reboxetine : additional benefits to the depressed patient. J. Psychopharmacol., 11 (suppl. 4) : s9–s15, 1997.
24) Nelson, J. C., Mazure, C. M., Bowers, M. B. et al. : A preliminary, open study of the combination of fluoxetine and desipramine for rapid treatment of major depression. Arch. Gen. Psychiaty, 48 : 303–307, 1991.
25) 野村総一郎：気分障害の神経科学 今見えてきたもの．精神医学, 36 : 1126–1137, 1994.
26) Ogilvie, A. D., Battersby, S., Bubb, V. J. et al. : Polymorphism in serotonin transporter gene associated with susceptibility to major depression. Lancet, 347 : 731–733, 1996.
27) Potter, W. Z., Rudorfer, M. V. and Manji, H. : The Pharmacologic treatment of depres-

sion. N. Engl. J. Med., 325 : 633–642, 1991.
28) Ravindran, A. V., Judge, R., Hunter, B. N. et al. : A double–blind multicenter study in primary care comparing paroxetine and clomipramine in patients with depression and associated anxiety. J. Clin. Psychiatry, 58 : 112–118, 1997.
29) Sato, K., Yoshida, K., Takahashi, H. et al. : Association between–1438G/A promotor polymorphism in the 5HT2A receptor gene and fluvoxamine response in Japanese patients with major depressive disorder. Neuropsychobiology, 46 : 136–140, 2002.
30) Smeraldi, E., Zanardi, R., Benedetti, F. et al. : Polymorphism with the promoter of serotonin transporter gene and antidepressant efficacy of fluvoxamine. Mol. Psychiatry, 3 : 508–511, 1998.
31) Stahl, S. M. : Chapter 5 Depression and bipolar disorders. In : Essential Psychopharmacology (2nd edition), pp. 135–197, Cambridge University Press, Cambridge, 2000.
32) Stuppaeck, C. H., Geretsegger, C., Whitworth, A. B. et al. : A multicenter double–blind trial of paroxetine versus amitriptyline in depressed inpatients. J. Clin. Psychopharmacol., 14 : 241–246, 1994.
33) Takahashi, H., Yoshida, K., Ito, K. et al. : No association between the serotonergic polymorphism and incidence of nausea induced by fluvoxamine treatment. Eur. Neuropsychopharmacol., 12 : 477–481, 2002.
34) Thase, M. E., Entsuah, A. R. and Rudolph, R. L. : Remission rates during treatment with venlafaxine or selective serotonin reuptake inhibitors. Br. J. Psychiatry, 178 : 234–241, 2001.
35) van Praag, H. M. : Studies in the mechanism of serotonin precursors in depression. Psychophrmacol. Bull., 20 : 599–602, 1984.
36) von Frenckell, R., Ansseau, M., Serre, C. et al. : Pooling two controlled comparisons of milnacipran (F2207) and amitriptyline in endogenons inpatients. Int. Clin. Psychopharmacol., 5 : 49–56, 1990.
37) Yoshida, K., Ito, K., Sato, K. et al. : Iufluence of serotonin transporter gene–linked polymorphic region on the antidepressant response to fluvoxamine in Japanese depressed patients. Prog. Neuro–Psychopharmacol. Biol. Psychiatry, 26 : 383–386, 2002.
38) Yoshida, K., Naito, S., Takahashi, H. et al. : Monoamine oxidase : A gene polymorphism, tryptophan hydroxylase gene polymorphism and antidepressant response to fluvoxamine in Japanese patients with major depressive disorder. Prog. Neuro–Psychopharmacol. Biol. Psychiatry, 26 : 1279–1283, 2002.

#  索　引

## 欧　語

**amitriptyline**
　　—と paroxetine の臨床効果比較　　136
　　—と認知機能および精神運動機能　　65

**amoxapine**
　　—とパーキンソン病に合併したうつ病　　117
　　—とメランコリーを伴う大うつ病　　132

**augmentation therapy**
　　buspirone の—　　105-106
　　lithium carbonate の—　　102, 107-109
　　pindolol の—　　106
　　venlafaxine の—　　102
　　甲状腺ホルモンの—　　103-105
　　ドーパミン作動薬の—　　106-112
　　　　bromocriptine　　107
　　　　cabergoline　　109-112
　　　　pergolide　　107

**bromocriptine**
　　—の augmentation therapy　　107

**buspirone**
　　—の augmentation therapy　　105-106

**carbamazepine**
　　—と milnacipran の薬物相互作用　　13

**cholinergic rebound**　　59

**citalopram**
　　—と clomipramine の臨床効果比較　　136
　　—と paroxetine の臨床効果比較　　136

**clomipramine**
　　—と citalopram の臨床効果比較　　136
　　—と強迫性障害　　92
　　—と milnacipran の臨床効果比較　　25, 136
　　—と paroxetine の臨床効果比較　　136

**cytochrome P450→CYP 酵素**

**CYP 酵素**
　　milnacipran の—への阻害作用　　13
　　SSRI の—への阻害作用　　118-120
　　—による milnacipran の代謝　　11
　　—による SSRI の代謝　　22
　　—による TCA の代謝　　22

**desipramine**
　　—の定常状態血漿濃度　　23
　　—と fluoxetine の併用　　4, 143

**dual action**　　16, 142-143

**fluoxetine**
　　—と $\beta$-blocker の薬物相互作用　　119
　　—と desipramine との併用　　4
　　—と milnacipran の臨床効果比較　　25, 51
　　—と paroxetine の臨床効果比較　　51
　　—と pindolol との併用　　6
　　—と warfarin の薬物相互作用　　119
　　—と強迫性障害　　89, 92
　　—の CYP 酵素阻害作用　　64
　　—の退薬症候群　　48-50
　　—の薬物相互作用　　119

**fluvoxamine**
　　—から milnacipran への切り替え　　51-53
　　—と imipramine の臨床効果比較　　135
　　—と milnacipran の臨床効果比較　　25, 51, 137
　　—と warfarin の薬物相互作用　　119
　　—と強迫性障害　　92
　　—と大うつ病　　132
　　—とパニック障害　　89
　　—とメランコリーを伴う大うつ病　　132
　　—における治療反応性予測と遺伝子多型
　　　　5-HTTLPR　　134
　　　　5-HT$_{2A}$ 受容体遺伝子　　134
　　　　monoamine oxidase-A 遺伝子　　134
　　　　tryptophan hydroxylase 遺伝子　　134
　　　　VNTR　　134
　　　　セロトニントランスポーター遺伝子　　133-134
　　—の CYP 酵素阻害作用　　64

―の抗うつ効果の検討　47
　　―の退薬症候群　48-49
　　―の脳内各種受容体阻害作用　5
　　―の副作用　47-48
　　―のモノアミン再取り込み阻害作用　4
imipramine
　　―とfluvoxamineの臨床効果比較　135
　　―とmilnacipranの臨床効果比較　25,136
　　―の血中濃度と治療反応性　133
　　―の定常状態血漿濃度　23
　　―の脳内各種受容体阻害作用　5
　　―のモノアミン再取り込み阻害作用　4,57
levomepromazine
　　―とmilnacipranの薬物相互作用　14
lithium carbonate
　　―とmilnacipranの薬物相互作用　14
　　―のaugmentation therapy　102,107-109
lorazepam
　　―とmilnacipranの薬物相互作用　14
maprotiline
　　―のモノアミン再取り込み阻害作用　4
　　―の脳内各種受容体阻害作用　4
milnacipran
　　SSRIから―への切り替え　50-57,138-140
　　SSRIと―の使い分け　145-147
　　TCAから―への切り替え　59-60
　　―と$\alpha_2$ヘテロ受容体　7
　　―と$\beta$受容体　7
　　―と5-$HT_{1A}$受容体　6
　　―と5-$HT_{2A}$受容体　8
　　―とadenylatecyclase(AC)活性　7
　　―とclomipramineの臨床効果比較　25,136
　　―とfluoxetineの臨床効果比較　25,51
　　―とfluvoxamineの臨床効果比較　25,51
　　―とimipramineの臨床効果比較　25,136

　　―とSSRIの臨床効果比較　25
　　―とTCAの臨床効果比較　25,57,79
　　―とアルツハイマー型痴呆に合併したうつ病　118
　　―とインターフェロン投与に合併したうつ病　124-125
　　―と肝機能障害　15,24,117
　　―と強迫性障害　96-97
　　―と虚血性心疾患に合併したうつ病　117-118,120-122
　　―と高齢者　16
　　　　抗うつ効果　65
　　　　認知および精神運動機能　65
　　　　副作用　66
　　　　―への投与量　67-73
　　　　薬物動態学　16,64-65
　　―と腎機能障害　15-16,24
　　―と身体疾患に合併したうつ病　115-116
　　―と統合失調症　97-98
　　―と脳梗塞に合併したうつ病　122-124
　　―とパーキンソン病に合併したうつ病　117-118,126-127
　　―とパニック障害　90,93-95
　　―と慢性疼痛　91,95-96
　　―のCYP酵素阻害作用　13
　　―の吸収　9
　　―の再燃,再発防止効果　80-87
　　　　プラセボとの比較　78-79
　　―の循環器への影響　8-9
　　　　imipramineとの比較　8-9
　　　　maprotilineとの比較　8-9
　　―の製剤　2
　　―の代謝　11,22
　　　　CYP酵素　11
　　　　グルクロン酸抱合　12
　　―の体内動態　10-11
　　―の大量服薬　9
　　―の定常状態血漿中濃度　23
　　―の適切な投与期間　25-27
　　　　SSRIとの比較　80
　　　　TCAとの比較　79-80
　　　　プラセボとの比較　78

—の適切な投与量　24-25
　　　—の脳内各種受容体阻害作用　4-6,
　　　　35
　　　　　α₁ 受容体　5
　　　　　α₂ 受容体　5
　　　　　β 受容体　5
　　　　　H₁ 受容体　5
　　　　　mAch 受容体　5
　　　—の脳波への影響　8
　　　　　imipramine との比較　8
　　　　　maprotiline との比較　8
　　　—の排泄　12, 22, 64
　　　—の副作用
　　　　　SSRI との比較　5, 35-36
　　　　　TCA との比較　5
　　　　　過敏症　38-39
　　　　　血圧上昇　39-41
　　　　　頭痛　42-43
　　　　　排尿障害　5, 37-38
　　　　　発汗　35, 41-42
　　　　　プラセボとの比較　35
　　　　　末梢循環障害　44
　　　—の分布　9
　　　　　血漿蛋白結合率　9
　　　　　分布容積　9
　　　—のモノアミン再取り込み阻害作用
　　　　2-4
　　　—の薬物相互作用　12-14
　　　　　carbamazepine　13
　　　　　lithium carbonate　14
　　　　　lorazepam　14
　　　　　levomepromazine　14
**nortriptyline**
　　　—と遺伝子多型　23
　　　—の治療有効濃度域　133
　　　—の定常状態血漿中濃度　23
**paroxetine**
　　　—から milnacipran への切り替え　54-
　　　　57
　　　—と amitriptyline の臨床効果比較
　　　　135-136
　　　—と clomipramine の臨床効果比較
　　　　135-136
　　　—と fluoxetine の臨床効果比較　51

　　　—と imipramine の臨床効果比較　135
　　　—と pindolol の併用　6
　　　—と遺伝子多型　23
　　　—と強迫性障害　92-93
　　　—と難治性うつ病　58-59
　　　—の退薬症候群　48-50
　　　—の定常状態血漿中濃度　23
**pindolol**
　　　—と paroxetine との併用　6
　　　—と venlafaxine との併用　6
　　　—の augmentation therapy　106
**pergolide**
　　　—の augmentation therapy　107
**reboxetine**
　　　—と fluoxetine との二重盲検試験　144-
　　　　145
　　　—とパニック障害　90
**selective serotonin reuptake inhibitor→
　　SSRI**
**serotonin noradrenaline reuptake inhibitor→SNRI**
**sertraline**
　　　—と sulphonylureas の薬物相互作用
　　　　118-119
　　　—と強迫性障害　92
　　　—の退薬症候群　48
**SSRI**
　　　—から milnacipran への切り替え　50,
　　　　138-140
　　　—と clomipramine との比較　142
　　　—と milnacipran の使い分け　145-147
　　　—と TCA の臨床効果比較　135-136
　　　—と肝機能障害　117
　　　—と薬物相互作用
　　　　　β-blocker　119
　　　　　sulphonylureas　118-119
　　　　　vinblastine　118
　　　　　warfarin　119
　　　—の CYP 酵素への阻害作用　118-120
　　　—の退薬症候群　48-50
　　　—の副作用　5-6, 36, 47-48
　　　—のモノアミン再取り込み阻害作用
　　　　3

TCA
　　—から milnacipran への切り替え　57–60
　　—と SSRI の臨床効果比較　135–136
　　—の退薬症候群　48，59
　　—のモノアミン再取り込み阻害作用　3，57–58
　　—の副作用　4–6，36，57–58，117
　　　　$\alpha_1$受容体阻害作用　4，58
　　　　mAch 受容体阻害作用　4，58
　　　　$H_1$受容体阻害作用　4，58
　　　　心毒性　57
tricyclic antidepressant→TCA
venlafaxine
　　—と lithium carbonate の augmentation therapy　102
　　—と pidolol との併用　6
　　—と強迫性障害　92
　　—と血圧上昇　41
　　—と統合失調症　93
　　—と難治性うつ病　55–59
　　—の脳波への影響　8
　　—と発汗　42
　　—とパニック障害　90
　　—と慢性疼痛　91–92

――― 日本語 ―――

遺伝子多型
　　—と fluvoxamine　133–135
　　—と nortriptyline　23
　　—と paroxetine　23
　　—と治療反応性予測　133–135
甲状腺ホルモン
　　—の augmentation therapy　103–105
強制水泳試験　8
強迫性障害
　　—と clomipramine　92
　　—と fluoxetine　92
　　—と fluvoxamine　92
　　—と milnacipran　96–97
　　—と paroxetine　92
　　—と sertraline　92
　　—と venlafaxine　92

三環系抗うつ薬→TCA
受容体阻害作用
　　fluvoxamine の—　4
　　imipramine の—　4
　　maprotirine の—　4
　　milnacipran の—　4–6，35
条件恐怖ストレス試験　8
選択的セロトニン再取り込み阻害薬→SSRI
増強療法→augmentation therapy
大うつ病
　　アルツハイマー型痴呆に合併した—　118
　　インターフェロン投与に合併した—　124–125
　　虚血性心疾患に合併した—　117–118，120–122
　　身体疾患に合併した—　115–116
　　—の治療
　　　　維持治療　26，76
　　　　回復　76
　　　　寛解　75
　　　　急性期治療　76
　　　　再燃　76
　　　　再燃，再発予防　26，76–77
　　　　再発　76
　　　　持続治療　76
　　　　反応　75
　　難治性—　31–32，58，83–85，111–112
　　　　—と venlafaxine　58–59
　　　　—と paroxetine　58–59
　　脳梗塞に合併した—　122–124
　　パーキンソン病に合併した—　117–118，126–127
　　メランコリーを伴う—
　　　　milnacipran の効果　27，137–138
　　　　milnacipran と amitriptyrine の臨床効果比較　137
　　　　SSRI と TCA の臨床効果比較　136
退薬症候群
　　fluoxetine の—　48–50
　　paroxetine の—　48–50
　　SSRI の—　48–50
　　TCA の—　49，59
治療反応性予測と遺伝子多型　133–134

定常状態血漿濃度
 desipramine の— 　23
 imipramine の— 　23
 milnacipran の— 　23
 nortriptyline の— 　23
 paroxetine の— 　23

統合失調症
 —と milnacipran 　97-99
 —と venlafaxine 　93

ドーパミン作動薬
 —と augmentation therapy 　106-112
  bromocriptine 　107
  cabergoline 　109-112
  pergolide 　107

トレドミン 　3

認知機能および精神運動機能
 amitriptyline の—への影響 　65
 milnacipran の—への影響 　65

パニック障害
 —と fluvoxamine 　89
 —と milnacipran 　90, 93-95
 —と reboxetine 　90
 —と venlafaxine 　90

付加療法→augmentation therapy

副作用
 $α_1$受容体と— 　4, 35, 63
 $H_1$受容体と— 　4, 35, 63
 mAch 受容体と— 　4, 35, 63
 SSRI の— 　5, 36, 48
 TCA の— 　5, 36

部分寛解 　143-145

慢性疼痛
 —と milnacipran 　95-96
 —と venlafaxine 　91-92

モノアミン仮説 　1

モノアミン再取り込み阻害作用
 fluvoxamine の— 　4
 imipramine の— 　4
 maprotiline の— 　4
 milnacipran の— 　4-6, 35

薬物相互作用
 milnacipran 　12-14
  —と carbamazepine の— 　13-14
  —と levomepromazine の— 　14
  —と lithium carbonate の— 　14
  —と lorazepam の— 　14
 fluoxetine の— 　118-119
 fluvoxamine の— 　119
 paroxetine の— 　118
 sertraline の— 　118-119

臨床効果比較
 amitriptyline
  —と milnacipran の— 　137
  —と paroxetine の— 　136
 citalopram
  —と clomipramine の— 　136
 clomipramine
  —と citalopram の— 　136
  —と milnacipran の— 　25, 136
  —と paroxetine の— 　136
 fluoxetine
  —と milnacipran の— 　25, 51
  —と paroxetine の— 　51
 fluvoxamine
  —と imipramine の— 　135
 imipramine
  —と fluvoxamine の— 　135
 milnacipran
  —と amitriptyline の— 　137
  —と clomipramine の— 　25, 136
  —と fluoxetine の— 　25, 51
  —と fluvoxamine の— 　25, 51, 137
  —と imipramine の— 　25, 136
  —と SSRI の— 　25
  —と TCA の— 　25, 57, 79
 paroxetine
  —と amitriptyline の— 　136
  —と fluoxetine の— 　51
 SSRI と TCA の— 　136

## 著者略歴

**樋口　久**（ひぐち　ひさし）
- 昭和60年　秋田大学医学部卒業、秋田大学医学部精神科
- 昭和62年　市立大曲病院
- 平成2年　秋田大学医学部精神科助手
- 平成7年　秋田大学医学部精神科講師
- 平成8年　由利組合総合病院精神科科長
- 平成13年　市立大曲病院院長

**鎌田　光宏**（かまた　みつひろ）
- 平成元年　秋田大学医学部卒業、秋田大学医学部精神科
- 平成3年　由利組合総合病院精神科
- 平成6年　笠松病院
- 平成8年　秋田大学医学部精神科助手
- 平成12年　能代山本組合総合病院精神科科長
- 平成13年　由利組合総合病院精神科科長

**佐藤　和裕**（さとう　かずひろ）
- 平成9年　秋田大学医学部卒業、秋田大学医学部精神科
- 平成10年　由利組合総合病院精神科
- 平成12年　今村病院精神科
- 平成13年　中通総合病院精神科科長補佐
- 平成14年　中通リハビリテーション病院精神科科長

**伊藤　研一**（いとう　りんいち）
- 平成7年　秋田大学医学部卒業、秋田大学医学部精神科
- 平成8年　笠松病院
- 平成10年　能代山本組合総合病院精神科
- 平成12年　由利組合総合病院精神科
- 平成13年　今村病院
- 平成15年　今村病院副院長

**吉田　契造**（よしだ　けいぞう）
- 平成5年　秋田大学医学部卒業、秋田大学医学部精神科
- 平成6年　横手興生病院精神科
- 平成11年　市立秋田総合病院精神科
- 平成12年　秋田大学医学部精神科助手

**髙橋　一志**（たかはし　ひとし）
- 平成7年　秋田大学医学部卒業、秋田大学医学部精神科
- 平成8年　秋田大学医学部大学院
- 平成12年　横手興生病院精神科
- 平成13年　由利組合総合病院精神科医長

**内藤　信吾**（ないとう　しんご）
- 平成11年　秋田大学医学部卒業、秋田大学医学部精神科
- 平成12年　由利組合総合病院精神科
- 平成15年　笠松病院

ミルナシプランを使いこなす

2003年6月12日　初版1刷発行

編　集　樋口　久　吉田　契造
発行者　石　澤　雄　司
発行所　㈱星　和　書　店
　　　　東京都杉並区上高井戸1-2-5　〒168-0074
　　　　電　話　03（3329）0031（営業）／03（3329）0033（編集）
　　　　FAX　03（5374）7186

Ⓒ2003　星和書店　　　　Printed in Japan　　　　ISBN4-7911-0507-9